dr. med. ulrich
strunz

Neue Wege der Heilung

Impressum

4. Auflage

in der Penguin Random House Verlagsgruppe, Neumarkter Str. 28, 81673 München
www.heyne.de

Projektleitung: Ernst Dahlke
Redaktion: Christian Wolf
Bildredaktion: Tanja Zielezniak
Coverdesign: Eisele Grafik-Design, München
Layout/DTP-Bearbeitung: Buch-Werkstatt GmbH, Bad Aibling/Kim Winzen
Gesamtherstellung: Alcione, Lavis (Trento)

Printed in Italy

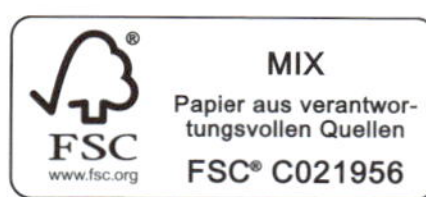

Penguin Random House Verlagsgruppe FSC®-N001967
ISBN: 978-3-453-20123-1

Danksagung

Mein besonderer Dank gilt Anne Jacoby sowie Dr. Kristina Jacoby für ihre großartige Unterstützung.

Haftungsausschluss

Die Ratschläge in diesem Buch sind sorgfältig erwogen und geprüft. Sie bieten jedoch keinen Ersatz für kompetenten medizinischen Rat. Alle Angaben in diesem Buch erfolgen daher ohne jegliche Gewährleistung oder Garantie seitens des Autors und des Verlages. Eine Haftung des Autors bzw. des Verlages und seiner Beauftragten für Personen-, Sach- und Vermögensschäden ist ausgeschlossen.

Bildnachweis

Blaschke, Kay: 8;
Istockphoto: U1 (khalus), 10 (VikaValter), 150 (PeopleImages);
Photocase: 40 (vonnypony), 96 (flo-flash), 114 (vicuschka), 176 (criene).

dr. med. ulrich
strunz

Neue Wege der Heilung

Gesundheit geschieht von innen

HEYNE

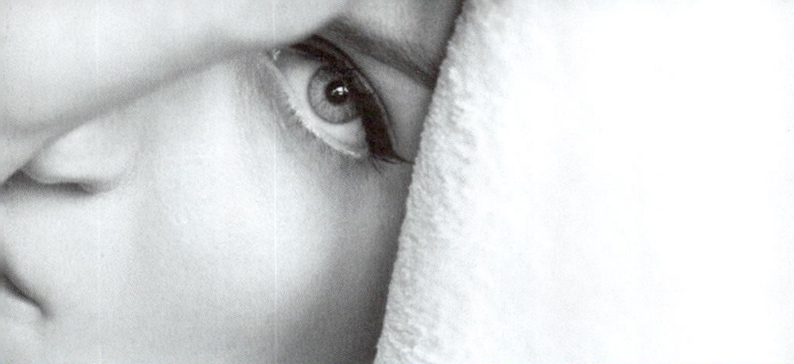
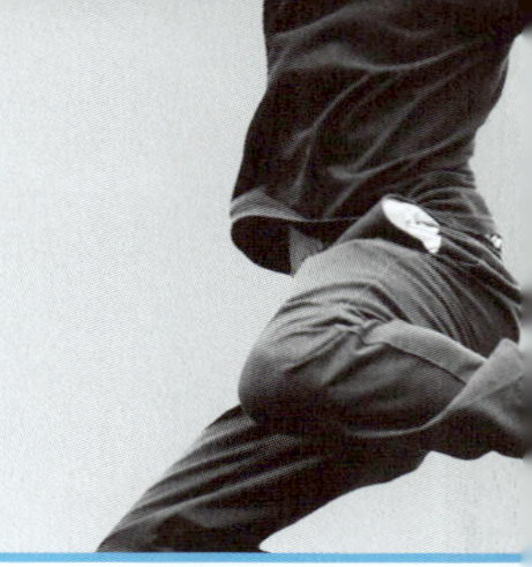

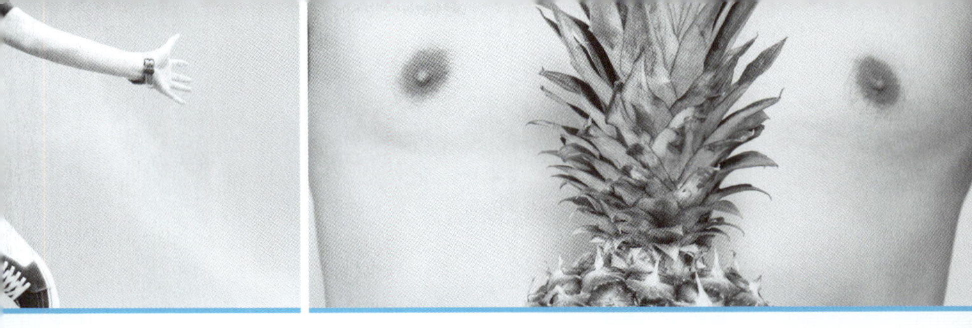

Heilung mit Lebensbausteinen

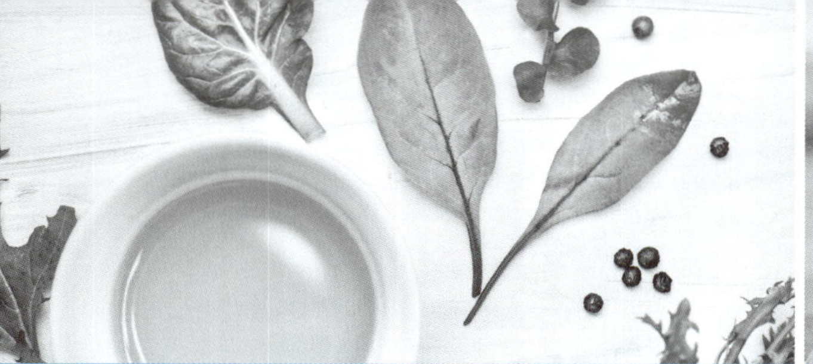
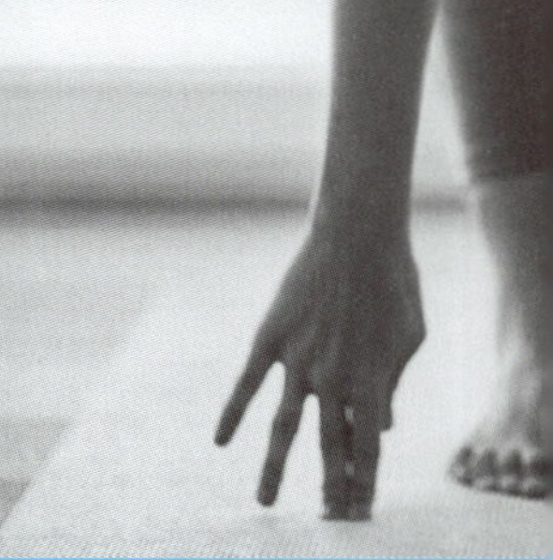

Eiweiß, Fett und Vitamine heilen

Die Heilung auf Turbo schalten

Dem Körper geben, was er braucht

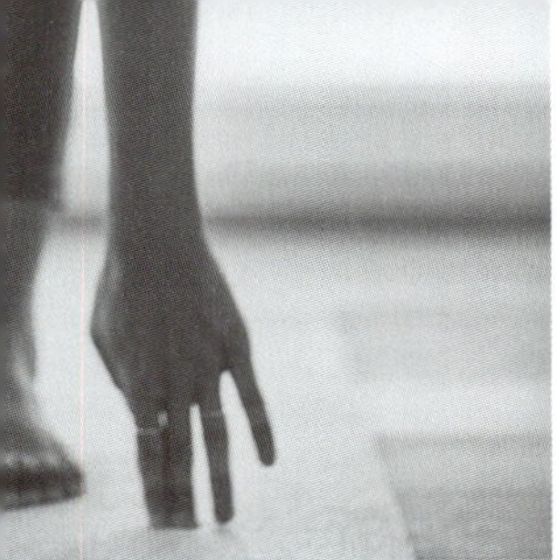
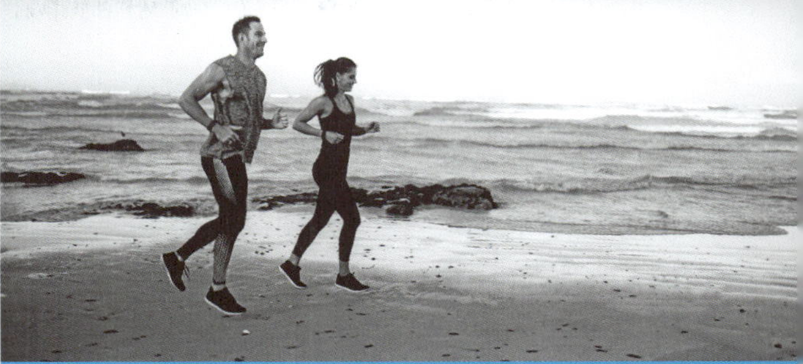

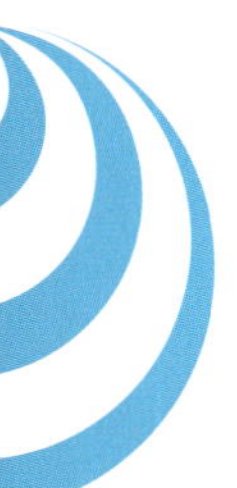

Vorwort

Sind Sie bereit für Wundervolles? Dann lassen Sie uns in diesem Buch die gesamte Medizin vom Kopf auf die Füße stellen. Es geht um nichts weniger als um die Erkenntnis, dass Gesundheit nicht, niemals, von außen kommen kann. Nicht vom Arzt, nicht von der Pille, nicht vom Krankenhaus und auch nicht von der Reha. Das funktioniert nicht. Gesundheit geschieht immer von innen. Immer.

Wenn es um »innen« geht, sind Internisten gefragt. Nur: Sprechen die nicht sonst über langweilige Dinge? Heute nicht. Heute möchte ich mit Ihnen die Hoffnung zum Strahlen und den Verstand zum Staunen bringen über

neue Wege der Heilung.

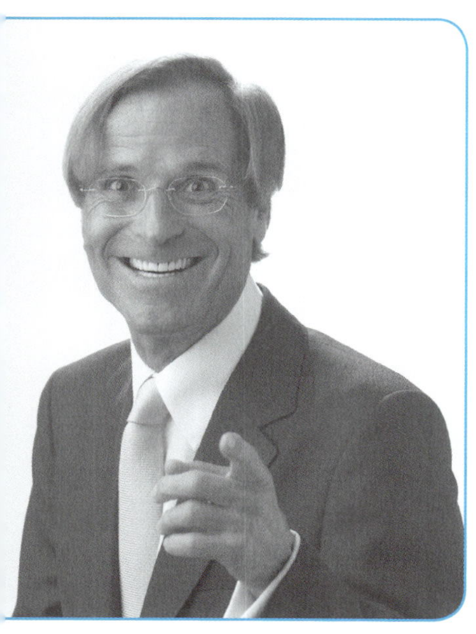

Diese neue Heilkunst ist ein Kind unserer Zeit. Also Hightech. Naturwissenschaft, die sich auf die neuesten Erkenntnisse der Molekularmedizin bezieht. Und die – und das ist wesentlich – nicht nur auf Gesundheit zielt. Die neue Heilkunst will mehr. Sie will Lebensfreude schenken, Lebensenergie, Lebensglück. Wenn die Lebensenergie da ist, folgt alles andere automatisch. Das Wissen, wie es geht, das Wissen, was wir tun sollten, das haben wir längst.

Die neue Heilkunst, die auf den Erkenntnissen der modernen Molekularmedizin aufbaut, zielt ab auf das gesunde Zusammenspiel der Körpermoleküle, nicht auf Pharmaka. Sie zielt ab auf das Genom, nicht auf die Pille. Denn Gene lassen sich gezielt auf gesund schalten mit »artgerechter« Ernährung, mit großzügiger Bewegung, mit einem Anti-Sorgen-Programm fürs Denken.

Und dann passiert es: Dann verschwindet der Diabetes, obwohl das nach den Vorstellungen der Universitätsklinik nicht möglich ist. Dann heilt der gebrochene Mittelhandknochen in wenigen Tagen. Der Burnout verabschiedet sich, die Demenz geht zurück, das seit Jahren quälende Übergewicht löst sich wie von selbst, und sogar der Reizdarm beruhigt sich. Es ist mir bewusst, dass diese Fälle ungewöhnlich sind. Wer mir davon schreibt, spricht oft von einem Wunder. Dabei geht es eigentlich nicht um Wunder, sondern um logische und konsequente Wege der Heilung.

Die neue Heilkunst ist Frohmedizin. Und Frohmedizin spricht von Hoffnung und Heilung, von frischem Glück und neuer Energie, von unbändigem Lebensmut und Lust auf Leistung. Das ist *joy of living*. Darum geht es hier.

Lassen Sie sich mitnehmen auf eine Reise zu neuen Wegen der Heilung: mitten ins Innere des Körpers.

Ich wünsche Ihnen für Ihre eigene Reise alles erdenklich Gute,

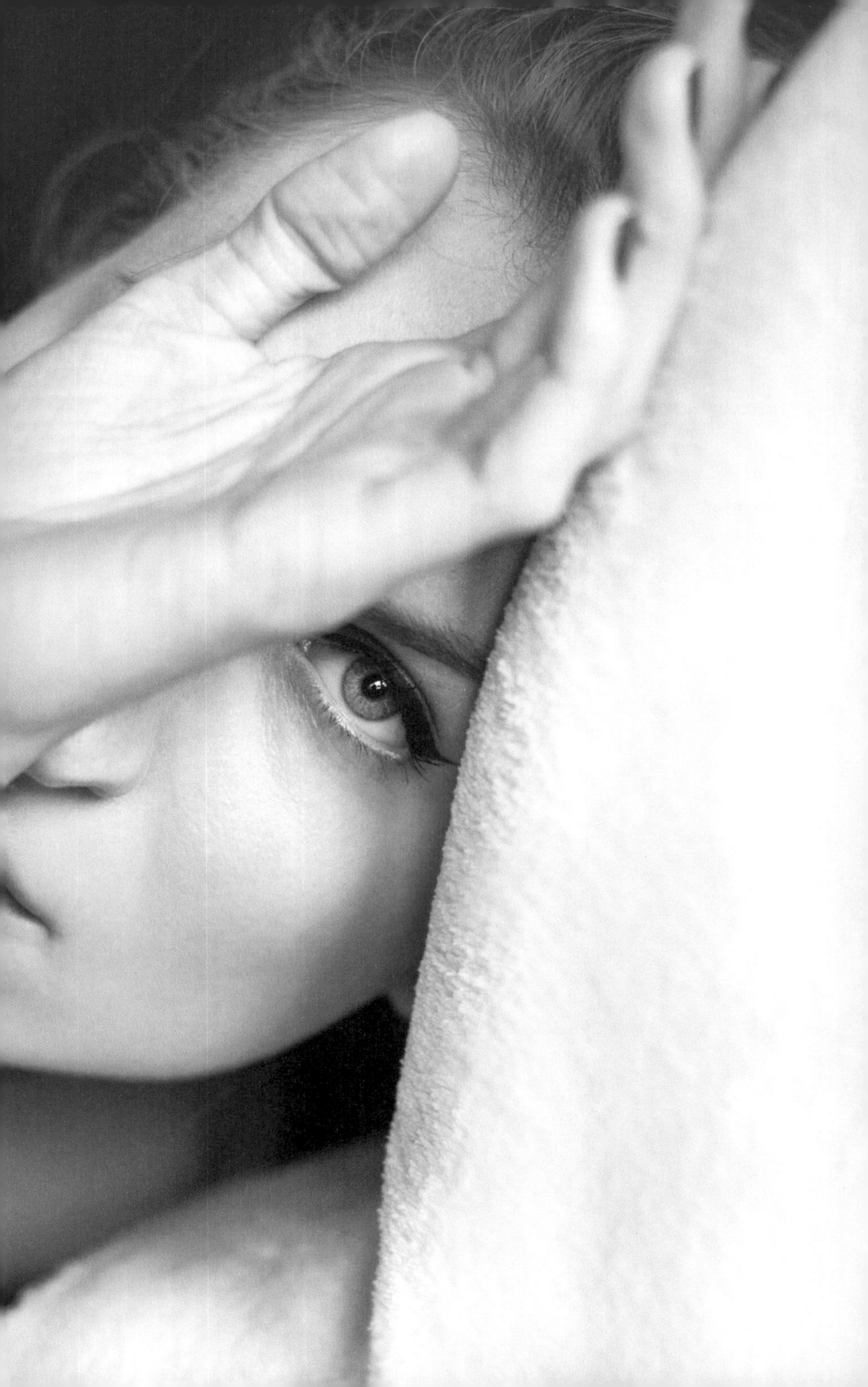

Gesundheit kommt von innen

Wunder der Heilung geschehen täglich – und lassen sich logisch erklären: Stimmen die Moleküle im Körper nicht, geraten Körper und Seele aus dem Gleichgewicht. Wir werden krank und mutlos. Schenken wir uns die fehlenden Stoffe zurück, aktiviert der Körper seine Selbstheilungskräfte. Der Mut kommt zurück. So klar ist das und so einfach. Doch müssen wir erst herausfinden, was genau uns fehlt ...

Der Mensch hat Läuse und Flöhe

»Struuunz, merken Sie sich: Der Mensch hat Läuse und Flöhe!« Dieser Satz meines hochverehrten Lehrers an der Universitätsklinik Erlangen, Professor Demling, klingt mir noch immer in den Ohren. Damals zuckte ich zusammen, wenn dieser Satz durch die Klinikflure hallte. Heute staune ich, wie sehr er recht hatte. Und wie gut er es verstanden hat, in einfachen Bildern zu sprechen.

Was er meinte: Welche Krankheit auch immer den Menschen erwischt – es gibt zumeist mehrere Gründe dafür. Eben nicht nur die Laus, nicht nur der Floh, sondern beide Plagegeister. Plus zahlreiche weitere. Deshalb kann die eine Pille mit dem einen Wirkungsmechanismus nicht funktionieren. Das geht nicht. Der Mensch ist komplexer gebaut.

Die eine Wundertablette, das eine Wunderkräutlein gegen die Schlafstörung, gegen die Depression, gegen den Krebs, gegen die Makuladegeneration und die unschönen Pickel kann ich also nicht verschreiben. Weil das Wunder anders funktioniert. Das Wunder ist der Mensch selbst – der sich selbst heilt, wenn man ihn komplett in den Blick nimmt. Seine gesamte Konstitution, seine gesamten Blutwerte, alle seine Läuse und Flöhe. Manch einer erfährt dieses Geheimnis schmerzhaft am eigenen Leibe – wie dieser User im Forum auf www.strunz.com:

»Ich habe vor 3,5 Wochen mit Low-Carb-Ernährung nach ›Warum macht die Nudel dumm?‹ angefangen. Ich habe morgens verschiedene Rühreikombinationen gegessen, zwischendurch gab es z. B. Tomaten und Käse, mittags einen Salat und abends Fleisch in Kombination mit Salat.

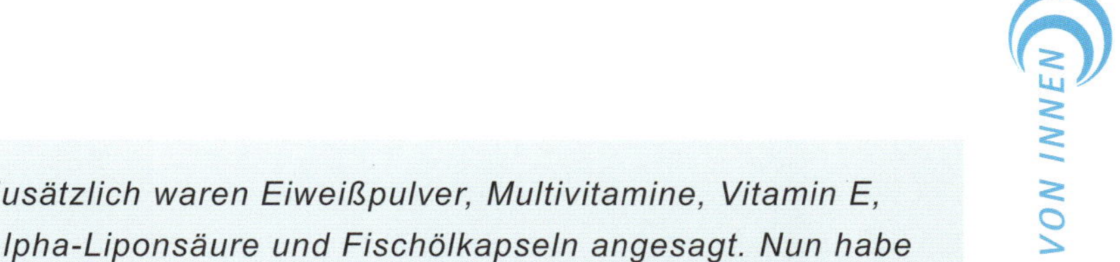

Zusätzlich waren Eiweißpulver, Multivitamine, Vitamin E, Alpha-Liponsäure und Fischölkapseln angesagt. Nun habe ich einen starken Schub meiner Schuppenflechte bekommen, die ich eigentlich mit dieser Maßnahme in den Griff kriegen wollte.«

Hier die Antwort im Forum:

»Wie Dr. Strunz zu sagen pflegt: ›Der Mensch hat Läuse und Flöhe.‹ Eine Low-Carb-Diät ist ja nur der Anfang. Da lässt man einfach mal etwas weg. Nämlich die unnötigen Kohlenhydrate. Aber der nächste wichtige Schritt neben dem Weglassen ist das Dazutun. Nämlich jene 47 essenziellen Stoffe. Und da hat jeder in anderen Bereichen Defizite (mal Läuse, mal Flöhe). Im Buch ›Wunder der Heilung‹ beschreibt der Doc einen Schuppenflechte-Fall. Der Patient, der ohnehin schon ziemlich viel richtig gemacht zu haben schien, musste letztendlich seinen Konsum an Omega 3-Fettsäuren auf täglich durchschnittlich 14 Gramm (!) erhöhen (er nahm rund 40 Gramm Fischöl zu sich), bis er eine Besserung erreichte. Bei Dir liegt es vielleicht an etwas anderem. Ausprobieren! Oder noch besser: vorher messen lassen. Denn dann fischt man beim anschließenden Ausprobieren nicht so arg im Trüben ;-).«

Das beschreibt genau das Problem der oft besungenen Wunderheilungen: Da nimmt einer Vitamin B_{17}, und der Krebs verschwindet. Gleich werden Bücher geschrieben. Nur: Beim anderen hilft das kaum oder gar nicht. Da fehlt eben ein anderer Stoff.

Erleben wir doch gerade mit Lithium: Wir wissen, dass es mit Lithium Wunderheilungen gibt bei manisch-depressiven Patienten. Wir wissen, dass Lithium traurige Menschen fröhlich machen kann. Wir wissen auch, dass Lithium sogar ein zauberhaftes Anti-Aging-Mittel ist. Hier also das umgekehrte Prinzip: ein Stoff, mehrere Wirkungen. Einleuchtend. Genau das macht Medizin so kompliziert.

Und das ist auch der Grund dafür, dass ich mit langen Blutwertelisten allein gar nichts anfangen kann. Da kann ich noch so lange draufschauen … Klarheit kommt erst, wenn ich einen Patienten vor mir sehe. In voller Lebensgröße, mit seinem von mehr oder weniger dunklen Augenringen gerahmten Blick, mit seinen individuellen Rettungsringen um die Leibesmitte, seinem persönlichen Teint. Wenn ich seine Stimme höre, seinen Händedruck spüre und seine innere Haltung fühle. Erst dann wird das Bild dieses Menschen vollständig. Das ganze Bild, das ist es, worauf es ankommt. Denn der gleiche Blutwert, das gleiche Symptom heißt abhängig vom jeweiligen Menschen oft etwas ganz anderes.

Schweres Atmen und Luftnot kann zum Beispiel eine allergische Reaktion sein. Oder auch nicht! Dann ist es eine Lungenentzündung. Oder auch nicht! Es kann auch ein schweres Herzproblem sein. Kommt oft genug vor.

Verschreibt ein Arzt bei Luftnot vorschnell ein Antiallergikum, ist dem Herzpatienten nicht geholfen: Er wird nur bleiern müde werden und kein bisschen besser Luft bekommen. Gibt der Arzt versehentlich Antibiotika gegen bakterielle Lungenentzündung, geht es dem Patienten noch schlechter: Seine Darmflora geht vor die Hunde, das schwere Atmen bleibt.

Dann hat er ein zweifaches Problem: Sein Körper wird wegen der Herzprobleme nicht ausreichend mit Sauerstoff versorgt, und mit Nährstoffen wird er auch nicht mehr ausreichend versorgt wegen der Darmprobleme.

Besser also, man schaut bei einem Symptom nach mehreren Ursachen. Behebt der Arzt nämlich das schwere Herzproblem, verschwindet die Luftnot von allein.

Die große Kraft der kleinsten Bausteine

Der Mensch hat eben Läuse und Flöhe. Nichts ist einfach. Und dennoch ist es sinnvoll, aus diesem komplizierten Bild eine einfache Gebrauchsanleitung zu destillieren. Ein ganz einfaches Rezept mit drei Zutaten:

1. Lauf um dein Leben.
2. Iss genetisch korrekt.
3. Meditiere, träume.

Das ist natürlich nicht so gemütlich wie der Einwurf von drei möglichst teuren Pillen. Das macht ein bisschen Arbeit. Aber es wirkt zuverlässig, ohne Nebenwirkungen (außer vielleicht: nicht mehr zu bändigende Lebenslust), und damit ist auch schon alles gesagt.

Weil aber trotzdem so viele Fragen offen bleiben, versucht dieses Buch die wichtigsten Antworten zu geben. Antworten auf die Frage, warum eigentlich Gesundheit von innen kommt. Was hinter dem Geheimnis der Lebensbausteine steckt. Was Moleküle im Körper alles können. Was passiert, wenn Moleküle aus der Reihe tanzen. Und letztendlich: Wie Moleküle heilen. Was genau der Mensch also braucht, um gesund zu werden.

Also, was ist Molekularmedizin? Wie können wir mit Molekularmedizin einen neuen Weg der Heilung gehen? »Da stelle mer uns janz dumm«, um mit Lehrer Bömmel aus dem Film »*Feuerzangenbowle*« zu sprechen. Und fangen ganz klein an.

Der Mensch denkt gerne in einfachen Bildern. Deshalb lassen wir uns auch so leicht verführen von falschen Vorannahmen wie »Fett macht fett«. Völliger Unsinn, wie wir heute wissen. Was aber kaum jemand versteht, weil sich kaum jemand mit den kleineren Bausteinen des Körpers beschäftigt. Also mit dem, was man nur noch mit dem Mikroskop sehen kann: Zellen zum Beispiel. Oder mit dem, was man gar nicht mehr mit dem bloßen Auge sehen kann: Moleküle. Atome.

Eine Frage der Kombination

Weil man sich diese kleinsten Bausteine des Lebens nur noch schwer vorstellen kann, gehen wir die Sache doch einmal ganz pragmatisch an: Stellen wir uns den menschlichen Körper vor wie ein riesiges Gebilde aus diesen dänischen Plastikbausteinen, um die keine moderne Familie herumkommt. Mit kleinen knallbunten Klötzchen mit nur einer Noppe, mit zwei, vier oder sechs – oder noch mehr. Nehmen wir diese mal als Modell: Diese Steine werden in Zigtausenden Kombinationen zu unterschiedlichen Molekülen zusammengefügt. Diese wiederum bilden Blutkörperchen und Knochenzellen, sie bilden Organe, Haut und Haare – bis hin zum großen Ganzen, dem kompletten und wundervollen Körper des Menschen.

Spätestens seit *»The Lego Movie«* – ein ziemlich ironischer Kinofilm rund um das Phänomen besagter bunter Bausteine – ist klar, dass ohne eine zentrale Zutat gar nichts Vernünftiges aufgebaut werden kann: Gemeint ist die Bauanleitung. Eine ganz wichtige Sache.

Im menschlichen Körper liefert die DNA die Bauanleitungen für alles. Alles! Der Körper ist mit diesen Plänen in der Lage, alle Zellen und Organe zu montieren, das Immunsystem schlagfertig zu halten, Haare wachsen und Wunden heilen zu lassen. Logischerweise aber nur dann, wenn er die richtigen Bausteine zur Verfügung hat. Existenziell, also lebensnotwendig sind im menschlichen Körper 47 verschiedene Vitalstoffe: Vitamine, Mineralien, Spurenelemente, Proteine, Fette. Das ist schon alles, das ist ganz einfach, und damit kann gar nichts schiefgehen. Theoretisch.

Wenn Steine fehlen

Praktisch fehlen den allermeisten Menschen heute ziemlich viele Baustoffe: Vitamin D zum Beispiel, weil die Menschen ab Bielefeld aufwärts nicht genug Sonne sehen oder, sobald sie in der Sonne sind, sich flächendeckend mit Sunblocker einschmieren und sich dann wundern, dass sich zur vornehmen Blässe eine dauerhafte Schlappheit gesellt. Selen fehlt vielen, weil die landwirtschaftlich genutzten Böden in Deutschland praktisch kein Selen enthalten und die Menschen daher viel zu wenig Selen zu sich nehmen – dabei würde Selen vor Krebs schützen. Proteine fehlen sehr vielen Menschen, weil vegetarische und vegane Ernährung momentan modern sind, weil viele Anhänger dieser Ernährungsform nicht wissen, wie sie gravierenden Eiweißmangel verhindern können, und dann staunen, warum sie schleichend immer depressiver werden und das Kind in der Schule nicht mitkommt. Oder es fehlt Lithium. Oder es fehlt Testosteron. Oder, oder, oder …

Wenn Stoffe fehlen, fällt uns das oft gar nicht sofort auf, denn der Körper weiß sich zu helfen. Fehlt ihm etwas, dann versucht er es, so gut er kann, mit dem, was da ist. Anstelle eines zweinoppigen Bausteins wird dann eben ein Ein-Noppen-Stein eingebaut oder ein roter Stein wird durch einen gelben ersetzt. Natürlich verändert sich die Funktionalität dadurch, die Sache wird instabil oder passt an ein Gegenstück nicht mehr perfekt – und so kann das Molekül seine Aufgaben nicht mehr erledigen. Dann ist der Mangel da.

Molekularmedizin heißt: Bausteine ergänzen

Auf lange Sicht zeigt er sich dann konkret: als Hautausschlag, weil die benötigten Bausteine für die Hautzellen fehlen. Als Verstopfung, da die Baustoffe für Verdauungsenzyme fehlen. Als Arterienverkalkung, weil die Enzyme zum Abbau von Homocystein nicht richtig funktionieren.

Allen Erkrankungen liegt dieses Prinzip zugrunde. Und Molekularmedizin setzt genau da an: Sie prüft, wo welche Stoffe fehlen und versucht, dem Körper diese Stoffe wieder zurückzugeben. Damit der Körper sich selbst heilen kann. Auf einem neuen Weg, der eigentlich ein ganz alter ist. Erinnern Sie sich zurück: Vielleicht wurden Sie als Kind raus in die Herbstsonne geschickt, gegen den Husten. Sie bekamen Hühnerbrühe, gegen den Infekt. Orangen und Winteräpfel gegen die Schnupfnase. Trübe Stimmung wurde mit ausgedehnten Spaziergängen behandelt. Und am Sonntag in der Kirche räumte man, begleitet von Orgel und Gesang, das Oberstübchen ein wenig auf.

Glück gibt's rezeptfrei

Unser Körper kann sich selbst heilen. Könnte er es nicht, hätte die Menschheit gar nicht überlebt. Also lassen wir ihn doch einfach machen, unseren Körper. Weil diese Aussage oft auf Erstaunen stößt, wenn nicht sogar Misstrauen, hier gleich zu Beginn drei Beispiele. Mit den richtigen Molekülen lässt sich erreichen, was vielen unerreichbar scheint:

- Schmerzen abstellen
- Souveränität leben
- Glück spüren.

Schmerzfrei mit Proteinen

Eine völlig neue Idee: Die Idee, dass spezielle Kost, gekonntes Essen Schmerzen verringert, möglicherweise ganz beseitigt. Ich glaube nicht nur, ich sehe es jeden Tag in meiner Praxis, dass der Körper dann gesund ist, wenn die Blutwerte stimmen. Ein ganz simples Spiel. Bis jetzt hat es auch immer gestimmt. Verblüfft sogar mich – vor allem bei diesem Fall.

Eine Patientin hat seit vier Jahren Rheuma. Echtes Rheuma. Hochaktiv. Wirklich gefährlich. Alle Gelenke im ganzen Körper sind befallen. Der Rheumatologe behandelt mit Cortison, gibt dann MTX (Methotrexat), zwei Jahre lang. Es stellen sich genau die laut Beipackzettel vorgesehenen Nebenwirkungen ein: Abfall der Thrombozyten, der Blutplättchen. Die Füße fangen das Bluten an. Nur noch Schmerzen. Also wird MTX unterbrochen. Daraufhin die nächste Schreckensnachricht: Das Herz sei befallen. Vom Rheuma.

An diesem Punkt hat die Patientin genug von der drohmedizinischen Abteilung und wechselt zum Frohmediziner. Der misst auf naturwissenschaftlicher Basis nach und kann den Menschen in der Regel trösten. So auch hier: Alles Unfug. Das Herz ist nicht befallen. Entwarnung.

Einmal beim Thema, haben wir gleich weitergearbeitet: Alle Blutwerte gemessen und die Liste mit der molekularmedizinischen Brille analysiert. Was zeigt sich: Noch und nöcher lauter Löcher. Die Patientin scheint Eiweiß komplett von ihrem Speiseplan gestrichen zu haben, anders sind derartig abweichende Werte nicht zu erklären. Und siehe da: Sie hatte bisher vegan gelebt. Aus Angst.

Den Impuls verstehe ich ja. Man will etwas tun, will sich anstrengen, einen möglichst großen Hebel umlegen in Richtung Gesundheit. Und wenn die Regale in den Buchhandlungen vollstehen mit dem Veganthema, dann scheint da ja etwas dran zu sein. Nur: Vegan aus Angst? Vor dem Rheuma? Meines Wissens essen Schimpansen nicht vegan. Und haben kein Rheuma. Oder? Warum orientieren wir uns nicht einfach an der Natur? All das war vorher.

Und jetzt kommt nachher. Vier Monate später bekomme ich folgende Zeilen per Mail:

»Übrigens geht es mir wesentlich besser, sogar gut. Meine Röntgenbilder waren super. So super, dass der Rheumatologe nicht mal auf die Idee kam, mir wieder MTX verschreiben zu wollen.
Ich habe wieder angefangen, Salsa zu tanzen, stundenlang ... Ich bin fit, hab eine super Kondition, besser als manch anderer. Das glaubt mir niemand!«

Doch. Ich. Ich messe täglich, ich sehe den Effekt von Proteinen, und ich kenne den zentralen Satz des Schmerzspezialisten Dr. Forest Tennant, tätig an den Veract Intractable Pain Clinics in West Covina, Kalifornien. »Patienten mit chronischem Schmerz brauchen massiv Eiweiß und möglichst wenig Kohlenhydrate.«

Weshalb viel mehr Eiweiß? Weil Patienten mit sehr starken Schmerzen der Appetit vergeht. Wenn sie überhaupt noch etwas essen, dann Kohlenhydrate. In den USA zum Beispiel: Donuts. Limo. Typischerweise verschwinden Nahrungsmittel mit viel Eiweiß komplett vom Tisch. Fisch wird nicht mehr gegessen, Fleisch auch nicht, geschweige denn Brokkoli oder Rosenkohl. Das verschlimmert den ohnehin schlimmen Zustand der Patienten noch weiter.

Tennant hat das beobachtet, er hat sich Gedanken gemacht und führt vier logische Argumente an (im Original nachzulesen hier: www.practicalpainmanagement.com/treatments/complementary/diet-patients-chronic-pain):

Der Körper baut sich seine eigenen Schmerzstiller aus Eiweiß: Eiweiß wird im Darm zerlegt zu einzelnen Aminosäuren. Die werden dann mit dem Blut in die Leber und das Gehirn transportiert, wo sie Stoffe bilden, die entscheidend sind bei der Schmerzstillung. Nämlich Stoffe wie Endorphine, Dopamin, Serotonin und der Botenstoff Gamma-Amino-Buttersäure, kurz: GABA.

Er fügt hinzu, dass die typische Schwäche, die Müdigkeit, die Antriebslosigkeit der Patienten mit schweren Schmerzen viele Gründe habe, der Mangel an Eiweiß sei sicher einer von ihnen.

Aminosäuren bauen Gewebe auf. So ist zum Beispiel die Aminosäure Prolin ein Hauptbestandteil für Collagen, was der Körper braucht, um neuen Knorpel zu bilden oder neues Bandscheibengewebe.

Eiweiß stimuliert das Hormon Glukagon, den Gegenspieler vom Insulin. Glukagon erhöht den Blutzucker, ist aber das einzige Hormon, das die Umwandlung und Speicherung von Kohlenhydraten zu Fett blockiert. Wesentliches Wissen! Wenn man also zu jeder Mahlzeit reichlich Eiweiß isst, verhindert man raschen Insulinanstieg, die Speicherung von Fett in den Fettzellen und – besonders wichtig – die nach etwa zwei Stunden resultierende Unterzuckerung. Nach langjähriger Erfahrung von Tennant lässt ein abgesunkener Blutzucker Schmerzen stark aufflammen. Wird durch Eiweiß verhindert.

Proteine wirken gegen Entzündung: Klug ausgewähltes Eiweiß wie Fisch, Biofleisch und grünes Gemüse enthält Stoffe, die Entzündungen verhindern. Ich sage nur: Omega 3!

Tennants Empfehlung ist einfach: eine eiweißreiche, kohlenhydratarme Kost mit wenig Salz. Eiweiß schon wegen der Bildung von schmerzstillenden Neurotransmittern, aber auch zum Aufbau von neuem Gewebe wie Knorpel. Zusätzlich empfiehlt er Nahrungsergänzungsmittel (NEM) gegen Entzündungen: Omega 3, Antioxidantien.

Nach meinen auch mich überraschenden Erfahrungen mit Rheumapatienten kann ich nur sagen: Der Mann hat recht. Freilich meine ich: Wenn schon, denn schon. Warum also nicht statt Low Carb lieber No Carb? Schmerzpatienten wie Rheumatiker oder an Fibromyalgie Leidende hören an dieser Stelle immer überraschend aufmerksam zu.

Souverän mit Selen und Lithium

Eine der grundlegenden Entdeckungen der Frohmedizin ist, dass die richtigen Moleküle nicht nur gesund machen, sondern auch … etwas munterer. Ein wenig glücklicher. Sogar souveräner. Mit den richtigen Molekülen wächst dem Menschen eine Kraft zu, die ihn durchs Leben fliegen lässt. Dann wird alles beschwingter, leichter.

Diese Kraft kann jeder in sich wecken. Ist das nicht ein ungeheuerliches Versprechen? Wenn ich's nicht persönlich erlebt hätte, würde ich solche Sätze nicht aussprechen. Selen war's, das mir eine ungeheuerliche, mir völlig neue Lebensenergie und Leichtigkeit bescherte. Selen also. Erklärung heute: Selen beseitigt giftige Schwermetalle aus Ihrem Körper. Und Selen ist essenziell, wenn Sie aktives Schilddrüsenhormon, ein wahres Aufputschmittel, in Ihrem Körper herstellen wollen.

Patienten bestätigen mir das. Häufiger noch staunen sie über die Wirkung von Lithium – eine geheimnisvolle Substanz. Wohlbekannt in Kreisen der Neurologen seit 1949, als ein zwanzig Jahre weggeschlossener »Geisteskranker« mit Lithium innerhalb von sechs Tagen geheilt wurde. Heute wissen wir, dass Lithium ein echtes Frohmedizin- und Forever-young-Metall ist: Es macht froh, und es verlängert Leben.

Gründe genug, Ihren Lithiumspiegel im Blut routinemäßig zu messen und mir nachdenkliche Anregungen zu erlauben, die der eine oder andere aufgreift. Und mir dann schreibt:

»Haben Sie vielen Dank für Ihren Tipp zur Behebung meines Lithiummangels! Seit zwei Wochen konsumiere ich nun ausgiebig lithiumreiches Heilwasser (Fachinger) und verspüre eine deutliche Verbesserung meines Befindens ... Langsam beginne ich zu ahnen, zu fühlen, was Sie mit der ›Kraft des Windes‹ wohl meinen.«

Und warum funktioniert das so einfach? Molekularmedizin! Lithium kontrolliert die Regeneration der FOXO-Proteine, und die sind entscheidend für den Bewegungsdrang. FOXO ist das beste Anti-Schweinehund-Mittel überhaupt. Es treibt Sie zum Laufen raus, es schaltet Abwehrproteine an, maximiert also Ihr Immunsystem an den Grenzflächen (gemeint ist die Haut) und wird aktiviert durch niedriges Insulin – also Low Carb oder No Carb.

Gleichzeitig passiert noch etwas: Immer dann, wenn Kohlenhydrate zur Energiegewinnung nicht vorhanden sind, steigt der Transkriptionsfaktor PPAR delta an. Dieser Faktor stimuliert die für die Steuerung der Fettverbrennung verantwortlichen Gene. Steuert also die Fettverbrennung und schenkt uns Ausdauer. Und zwar dann, wenn genügend Lithiumionen vorhanden sind.

Die Aussage der »Applied Molecular Medicine«, also der praktisch angewendeten Molekularmedizin, ist immer die gleiche: Kümmere dich um die einigen wenigen entscheidenden Moleküle deines Körpers. Und alles wird gut.

Diese Erkenntnis ist noch gar nicht so alt. Lange Zeit war man in der Medizin davon überzeugt, dass nur ganz bestimmte Krankheiten wie Skorbut durch Mängel entstehen, heute ist ganz klar: Hinter jeder Krankheit steht ein Mangel.

Glücksmolekül Serotonin

Serotonin ist kein Unbekannter mehr: Selbst populäre Zeitschriften feiern mit schöner Regelmäßigkeit das Glückshormon. Das Chefhormon, das deshalb so genannt wird, weil es bei Leitwölfen, bei Leitaffen vermehrt auftritt. Wir kennen dieses Hormon, seit im Jahr 2004 die elf führenden Neurophysiologen Deutschlands in einem »Manifest« darlegten, dass Depression in der Regel nichts anderes sei als ein Mangel an Serotonin. Eine ungeheure Behauptung. Ein seelischer Zustand wird hier also durch ein Molekül beschrieben, das man messen kann. Serotonin wird im menschlichen Körper hergestellt in einem einzigen Schritt aus Tryptophan, einer essenziellen Aminosäure.

Tryptophan lässt den Menschen auf natürliche Weise besser schlafen, hebt seine Stimmung, drückt die Depression weg, macht fröhlich und gibt Abstand. Souveränität. Überblick.

Bruce Nathan Ames ist Professor für Biochemie und Molekularbiologie in Berkeley und mit seinen jetzt 88 Jahren und nach Dekaden intensiver Forschung weit genug gekommen, um von Pharmapillen nichts zu halten. Er hat Alternativen mit Nahrungsergänzungsmitteln herausgearbeitet, die ich gerne weitergebe:

- *Tryptophan,* rezeptfrei in der Apotheke, hebt den Serotoninspiegel im Gehirn an. Eine wundervolle Möglichkeit.
- *Vitamin D* unterstützt diese Wirkung, verstärkt also die Serotoninproduktion im Gehirn. Sollte unbedingt zum Tryptophan dazugenommen werden.
- *5-Hydroxytryptophan (5-HTP)* ist ein Zwischenprodukt der Serotoninsynthese aus L-Tryptophan. Es wird frei verkauft, und etliche Ärzte meinen, es hebe die Stimmung. So einfach aber ist es nicht: 5-HTP wird im Darm sofort in Serotonin umgewandelt, das dann im Gehirn fehlt, produziert außerdem Entzündungen im Darm und wirkt deshalb nicht automatisch positiv. Jetzt die gute Nachricht: Die unerwünschten Nebenwirkungen werden durch Vitamin D unterdrückt. Zusätzlich.

Die Story geht weiter: Der positive Effekt im Gehirn kann verstärkt werden mit Omega 3, Vitamin B_6 und Eisen.

Für mich liest sich diese Erkenntnis wie ein Sesam-öffne-dich für das Türchen zum Glück. Weil Ames Biochemiker ist, ist es eben ein biochemisches Türchen. Wer durchgeht, der hat verstanden, dass die simple Tablette keine gute Lösung ist. Dass auch Tryptophan alleine oder das bei vielen beliebte 5-HTP nicht die Ideallösung ist. Dass da eben mehr dazugehört.

Übrigens auch Zink. Tryptophan wandelt sich erst dann in das gewünschte Serotonin um, wenn genügend Zink vorhanden ist. Tja. Hat der Mensch das immer genügend? Wetten, dass nicht? Wetten, dass er irgendwann mal gegen ein Virus gekämpft hat und keine Zinkvorräte mehr da sind?

Kleine Nebenbemerkung: Auch Psychopharmaka wirken erst dann, wenn genügend Zink vorhanden ist. Viele Therapeuten wissen das offenbar nicht, denn sonst säßen Sie nicht elend vor mir mit den Worten:

»Ich nehme seit sechs Monaten Psychopharmaka. Eine Wirkung spüre ich leider nicht, mit den Nebenwirkungen habe ich umso schwerer zu kämpfen: 30 Kilogramm habe ich zugenommen. Wie soll das weitergehen?«

So nicht, kann ich da nur sagen. Wie war das noch? Der Mensch hat Läuse und Flöhe? Deshalb müssen Blutuntersuchungen umfassend sein. Nur so können wir möglichst viele Defizite im Körper ausgleichen, und … ein bisschen glücklicher werden.

Genau das meine ich mit dem neuen Weg der Heilung. Das ist Molekularmedizin.

Gesund – auch ohne Pharma

»Geh zum Arzt, lass dir was geben!« – diesen gut gemeinten Rat hört man jedes Mal, wenn man im Winter irgendwo an einer beliebigen Bushaltestelle wartet und anderen Menschen zuhört. Das Motto heißt: Man hat irgendwas, man nimmt irgendwas ein, das Leben geht weiter. Leider ist das ein Missverständnis. Das Leben geht nämlich nicht einfach weiter, sondern gerät aus dem Takt. Denn jede Pille verändert den Molekülhaushalt. Das soll sie ja auch, nur leider tut sie das viel zu oft ganz anders als erwartet.

Aspirin, bitte?

Das Schmerzmittel Acetylsalicylsäure zum Beispiel, bekannt unter den Markennamen Aspirin oder ASS, halten wir für ganz harmlos. Millionen von Menschen nehmen es regelmäßig ein gegen Kopfschmerzen, um Entzündungen zu reduzieren oder als Schlaganfallprophylaxe zur Blutverdünnung. Die Nebenwirkungen sind gar nicht bekannt oder werden in Kauf genommen: Blutungen, schlechte Magenverträglichkeit, Senkung der Nierenperfusion (gemeint ist die Durchblutung der Niere), Ohrensausen, Schwindel, schlecht heilende Wunden.

Aspirin ist ein recht einfaches, aber hochwirksames Molekül: ein paar Kohlenstoffatome (neun Stück), Wasserstoffatome (acht Stück), noch einige Sauerstoffatome (vier Stück), kreisförmig angeordnet und garniert mit einem kleinen Schwänzchen ($C_9H_8O_4$).

Dieses Molekül hat die Fähigkeit, ein Enzym (Cyclooxygenase) zu hemmen, das wiederum unseren Schmerz auslösenden Gewebehormonen (Prostaglandine) den Wind aus den Segeln nimmt.

Diese Gewebehormone gibt es in drei Gruppen: Zwei drücken die Schmerzwahrnehmung runter. Und eine Gruppe – nennen wir sie die

»Alarmgruppe« – verstärkt den Schmerz. Sie steigert Entzündungen, verengt Blutgefäße, verstärkt die Blutgerinnung und die Schmerzwahrnehmung. Aua! Das tut weh! Und das ist gut für uns: So werden wir überhaupt auf mögliche Krankheiten aufmerksam.

Aspirin wirkt auf alle drei Gruppen, insgesamt überwiegt aber die hemmende Wirkung auf die »Alarmgruppe«. Der Alarm geht aus, das Schmerzempfinden verringert sich, und das Blut wird dünner. Funktioniert! Wenn nur die Nebenwirkungen nicht wären.

Danke, es geht auch ohne

Der Molekularmediziner hat andere Lösungen, weil er ganz anders denkt. Er schaut nicht danach, was man wie irgendwie »wegdrücken« kann, sondern er schaut danach, was fehlt.

Stolpere ich über einen kleinen Text, abgedruckt in einer Beilage der *WAMS* am 29.05.2016. Da wird eine Patientin interviewt:

> *»... am Ende litt ich an 17 bis 20 Tagen im Monat an Migräne ... ich fühlte mich dann nur noch furchtbar krank.«*
> *»Welche Therapien haben Sie ausprobiert?«*
> *»So ziemlich alle – aber nichts hat geholfen. Herkömmliche Schmerzmittel schlagen bei mir nicht an. Psychopharmaka und Betablocker habe ich erfolglos ausprobiert. Mit Triptanen wurde es kurzzeitig besser, aber die Dosis musste regelmäßig erhöht werden. Akupunktur, Psychotherapie, Entspannungstechniken konnten meine Migräneanfälle nicht dauerhaft reduzieren oder lindern.«*

Nichts wirkt. Fragen Sie mal herum: Gleiches oder Ähnliches hören Sie zehntausendfach, ja hunderttausendfach in Deutschland. Denn: Zehn Millionen Menschen in Deutschland haben über 320 000 Migräneattacken. Täglich!

Es geht auch ohne die unsinnige Liste der oben genannten Behandlungen. Wer auf Heilung von innen setzt, der fängt an mit …

Magnesium. Haben Sie im Blut über 1,0 mmol pro Liter, haben Sie die Migräne mit hoher Sicherheit hinter sich. Notfalls Spannungsabbau mit Tryptophan! Das ist ebenfalls ein Naturstoff. Weitere Reduktion der Spannung mit Laufen. Heilung auf Turbo schalten mit Ketose – also Verzicht auf Kohlenhydrate. Ketose plus Magnesium: Meiner Erfahrung nach ein unschlagbares Duo gegen Migräne. Gegen unerträgliche Schmerzen!

Fett. Alle drei Gruppen unserer Gewebehormone sind eng mit dem Fettstoffwechsel verbunden. Liegt eine Störung vor oder sind nicht genügend Omega-3-Fettsäuren vorhanden, fehlen Anti-Alarmgruppen. Dann geht es los mit dem Schmerz. Ist aber genug Omega 3 da, dann können genügend Anti-Alarmgruppen gebaut werden. Also weniger Schmerz. Und noch mehr: Die bioaktiven Omega-3-Fettsäuren EPA und DHA des Fischöls erhöhen die Aktivität eines Enzyms, das die Alarmgruppen an sich bindet und ausschaltet. Also noch weniger Schmerz. (Um genau zu sein, bindet das Enzym ein Vorläuferprodukt der Alarmgruppe, es kommt aber aufs Gleiche raus.)

Außerdem: Vitamin E. Aspirin wird häufig als Blutverdünner eingesetzt, weil das Medikament die Arbeitsleistung der Blutplättchen verändert. Nach einer Verletzung lassen die Thrombozyten normalerweise zuerst das Blut gerinnen und verschließen dann die Wunde komplett. Manchmal verklumpen sie aber eben auch ohne Wunde und verursachen so eine Thrombose. Acetylsalicylsäure verringert die Arbeitsleistung der Thrombozyten und somit die Gefahr der ungewollten Klumpen. Die Thrombosegefahr geht so runter, gute Idee, doch die Gefahr zu verbluten geht rauf. Keine gute Idee.

Eine viel bessere Idee ist deshalb Vitamin E. Auch dieses Vitamin reduziert die Verklumpung der Blutplättchen, allerdings ohne die negativen Nebenwirkungen. Wenn, ja wenn neben den Läusen auch hier wieder die Flöhe mitbedacht werden: Als Antioxidans kann Vitamin E durchaus selbst zu einem freien Radikal werden, das die körpereigenen Zellen da angreift, wo es das gar nicht soll. Deshalb empfiehlt sich ein

Begleitschutz durch Vitamin C. Das Alleskönner-Vitamin ist tatsächlich in der Lage, Vitamin E in Schach zu halten und es sogar zu recyceln, wenn es verbraucht ist.

Noch einfacher: Wasser. Wer sein Blut verdünnen will, kann noch etwas viel Einfacheres tun, als sich Vitamin E zu besorgen. Er kann sich bewegen und Wasser trinken. Warum es so einfach geht, ist molekularmedizinisch klar nachvollziehbar:

Das Blutplasma, der flüssige Anteil des Blutes, besteht zu ca. 90 Prozent aus Wasser. Durch körperliche Anstrengung erhöht sich zunächst der Blutdruck, die Blutgefäße erweitern sich, die Räume zwischen den Muskelzellen »saugen« Blutplasma aus den Blutbahnen. Das Plasmavolumen kann zwischen fünf und acht Prozent abnehmen, das Blut wird erst einmal dicker. Damit steigt auch die Erythrozyten-Konzentration, das Blut transportiert mehr Sauerstoff. Wenn wir dann auch noch schwitzen, wird das Blut noch dicker. Die Transportkapazität des Blutes wird dadurch weiter erhöht.

Der entscheidende Moment kommt nach der Anstrengung: 60 Minuten nach dem Sport erreicht das Plasmavolumen seinen Ausgangswert – natürlich nur dann, wenn genug getrunken wurde. In den darauffolgenden 24 Stunden kommt es zu einer Überkompensation: Das Blut wird um fünf Prozent dünner als zuvor bei kurzen und intensiven Belastungen, es wird rund zehn Prozent dünner bei mittleren Belastungen und 15 Prozent bei extremen Belastungen.

Das ist der Grund dafür, dass langjährige Ausdauersportler im Schnitt um 40 Prozent dünneres Blut haben als Otto Normalsesselsitzer, im Extremfall sogar ein um 60 Prozent erhöhtes Plasmavolumen. Da kann ein Medikament wie Aspirin nicht mithalten.

Der neue Weg heißt Epigenetik

Dieser banale Ausweg, diese Hinwendung zur Natur hat heute einen hochwissenschaftlichen Namen bekommen:

Epigenetik.

Epigenetik explodiert. Die Studien zur natürlichen Bekämpfung von Krankheiten, zum Gar-nicht-erst-krank-Werden, nehmen massiv zu. So finden Sie in der medizinischen Datenbank PubMed (https://www.ncbi.nlm.nih.gov/pubmed/) allein von 2007 bis 2014 zum Thema Multiple Sklerose: 470 Arbeiten zum Thema Vitamin D, 268 Studien zu Antioxidantien, 1375 Artikel zum Thema mentale Aspekte. Im Herbst 2016 bringt das Stichwort »epigenetics« mehr als 18 000 Einträge.

Das ist ein Schatz, den es zu heben gilt und der ständig wertvoller wird – gerade weil es um so verblüffend einfache Maßnahmen geht. Um eine so entwaffnend einfache Methode, dass klassisch ausgebildete Ärzte mitunter beleidigt reagieren (»Wie, Sie wollen sich nichts verschreiben lassen!?«). Sehr klar zu erkennen mit Hilfe der folgenden Tabelle. Vier häufige Krankheiten werden hier aufgelistet und die zugehörigen »epigenetischen Pillen« aufgezählt. Die Prozentzahl bezeichnet jeweils den spezifischen Evidenzgrad dieser Maßnahme. Einfacher gesagt: 100 Prozent heißt, dass alle Arbeiten, die sich zum Beispiel mit Bewegung bei Multipler Sklerose beschäftigen, zu einem positiven Ergebnis gekommen sind. 55 Prozent bei »Verzicht auf Milchprodukte« heißt, dass nur ungefähr die Hälfte der Studien einen positiven Effekt dieser Maßnahmen messen konnten.

	Multiple Sklerose	Diabetes (Typ 2)	Krebs	Herzkrankheit
Bewegung	100 %	100 %	100 %	100 %
Sonne	100 %	100 %	100 %	100 %
Antioxidantien	90 %	80 %	90 %	70 %
Vitamin D	90 %	50 %	90 %	80 %
Sekundäre Pflanzenstoffe	80 %	70 %	80 %	60 %
Meditation	80 %	50 %	80 %	50 %
Low Carb	60 %	100 %	90 %	100 %
Weniger gesättigtes Fett	60 %	60 %	60 %	80 %
Mehr Omega 3	60 %	80 %	80 %	90 %
Verzicht auf Milchprodukte	55 %	10 %	30 %	0 %

Die Grundlage: Eine große Blutanalyse

Verstehen Sie mich bitte richtig: Ich bin nicht grundsätzlich gegen die Produkte der Pharmaindustrie. Antibiotika? Anästhesie? Akutmedizin? Darauf möchte niemand verzichten.

Doch wenn es um chronische Leiden geht, um degenerative Leiden, um all das, was wir uns mit unserer seltsamen Kombination aus allzu viel Bequemlichkeit, Junkfood und Permanentstress selbst eingehandelt haben, dann können wir darauf verzichten. Das alles können wir ganz anders in den Griff bekommen als mit den Versprechungen, den Risiken und Nebenwirkungen der Pharmaprodukte.

Dazu müssen wir aber erst einmal wissen, warum wir überhaupt Läuse, Flöhe und all das andere Viehzeug haben, das uns täglich quält. Und dieses »Warum?«, das beantwortet uns am zuverlässigsten eine ausführliche Blutanalyse.

Cholesterin allein sagt wenig aus

Der Hausarzt macht das auch, und zwar im Rahmen einer Standard-Vorsorgeuntersuchung. Dabei misst er zum Beispiel Cholesterin, um mögliche Herz-Kreislauf-Probleme zu entdecken. Und Glukose, um einen Diabetes zu erwischen. Und das funktioniert nicht einmal zuverlässig, wie wir heute wissen. Denn der Cholesterinwert ist nicht zwingend eng verknüpft mit Herz- und Kreislauf-Problemen – klar bewiesen seit der MONICA-Studie der WHO. Man kann einen Herzinfarkt auch mit »guten« Cholesterinwerten bekommen. Und mit ganz »schlechten« Werten wunderbar gesund sein. Von Professor Harald Esterbauer wissen wir, dass sich nur dann mit 95-prozentiger Sicherheit voraussagen lässt, ob jemand an einer Herzerkrankung stirbt, wenn man Vitamin E, Vitamin A und Cholesterin misst. Direkt im Blutplasma.

Das alleinige Messen von Cholesterin bringt nicht nur kaum etwas. Es kann Ärzte sogar zu falschen Tipps verleiten. Oft schon gehört: »Ihr Cholesterinspiegel ist zu hoch, passen Sie auf mit Schweinefleisch und Eiern.« Dann kommt, was kommen muss: Fleisch und Eier runter vom Teller, Nudeln rauf auf den Teller. »Hungersnot!«, vermutet unser Steinzeitkörper. Der Blutzuckerspiegel steigt in höchste Höhen und stürzt dann ab, worauf wir mit Heißhungerattacken reagieren und aus dem Fresskreislauf mitsamt Stimmungsschwankungen nicht mehr herauskommen. Was dann die Bauchspeicheldrüse und mit ihr den Insulinhaushalt ins Chaos stürzt. Und möglicherweise die Verständigung mit dem Sättigungshormon Leptin nicht mehr funktioniert. Was dazu führt, dass wir das natürliche Gefühl für Hunger und Sattsein völlig verlieren und außerdem übermäßig viel Fett speichern.

Und alles nur, weil jemand den Cholesterinwert falsch gedeutet hat? Dann doch lieber genau Bescheid wissen, was welcher Wert bedeutet. Und alle Werte messen. Alle. Wegen der Läuse und der Flöhe.

Eine große Blutanalyse nimmt die Konzentration aller wichtigen Vitamine unter die Lupe, außerdem Hormone und Aminosäuren, Mineralstoffe, Spurenelemente und sogar Schwermetalle. Das ist aufwendig, das ist teuer, doch nur dieses Gesamtbild kann genau zeigen, warum sich jemand abgeschlagen und antriebsschwach fühlt: Es ist eben ein Unterschied, ob wir es hier mit einer »echten« Depression zu tun haben oder ob »nur« Vitamin D fehlt. Oder Testosteron. Oder Eiweiß. Oder all das. Es ist sinnvoll zu wissen, ob eine störende Hautveränderung zusammenhängt mit einer »echten« Neurodermitis oder ob »nur« Selen und Zink fehlen. Oder Lysin. Oder Sonne (messbar zu wenig Vitamin D). Oder ein Anti-Stress-Programm (messbar zu viel Cortisol).

Deshalb die große Blutanalyse. Deshalb ausführlicher Klartext zu den Laborbögen direkt an den Patienten.

Der Mensch ist kein Auto

Dann kommen die Wunder. Die eigentlich keine Wunder sind, sondern nichts weiter als Reaktionen des menschlichen Körpers – endlich Erholung, weil ein Mangel abgestellt wurde. Endlich die Heilung, die der Körper schon lange wollte:

»Ihren Bericht über Herpes und Lysin kann ich nur bestätigen. Seit November nehme ich nun täglich eine Lysinkapsel und habe seitdem wirklich keinerlei Beschwerden mehr, das ist echt einfach toll, immer heile Lippen ohne peinliche Bläschen.«

Dabei steht hinter dem »Wunder« nichts weiter als Molekularmedizin: Ein Mangel an Lysin, einer essenziellen Aminosäure, kann die Leistung des Immunsystems herabsetzen. Die Proteine des Immunsystems funktionieren nicht so, wie sie sollen, und schaffen es nicht mehr, einen vorhandenen Herpesvirus kontinuierlich zu unterdrücken. Kommt dann genug Lysin, klappt's auch wieder mit der körpereigenen Abwehr.

Ein Lysinmangel führt übrigens nicht zwangsläufig zu Herpes. Weil diese lebenswichtige Aminosäure den Knochenstoffwechsel anregt, kann es auch in diesem Bereich zu Unregelmäßigkeiten kommen. Oder der Mangel zeigt sich über Jahre gar nicht – das ist auch möglich. Denn es ist, wie der Kölner sagt: *Jeder Jeck ist anders.*

Die erste Blutanalyse verhilft vielen zum Aufbruch in eine ganz neue Dimension. Große Begeisterung, emotionale Briefe – auch für mich sind das bewegende Momente.

Was ich an dieser Stelle nicht verhehlen will, ist die große Enttäuschung, die danach kommt. Nicht nach der ersten Blutanalyse: Da erwartet jeder ungute Zahlen, Lücken, Defizite. Sonst wäre er ja gar nicht gekommen.

Die große Enttäuschung kommt häufig nach der zweiten Analyse, nach der Kontrollmessung. Geschockt durch die ersten Ergebnisse glauben viele Patienten, jetzt »alles richtig gemacht« zu haben. Stimmt ja auch: Da wurde das vorgeschlagene Ergänzungsprogramm (NEM) korrekt eingehalten. Eiweiß gelöffelt noch und nöcher. Und bei der Kontrolle sollte das, bitte schön, doch eigentlich sichtbar werden können. Wird es aber oft nicht.

Auffüllen ist eine Kunst

In vielen Fällen fehlt zum Beispiel Eiweiß immer noch. Ist manchmal sogar abgesunken! Warum in aller Welt passiert das? Weil der Mensch kein Auto ist. In ein Auto tanken Sie Treibstoff, der ist dann im Tank, und der wird dort in Energie verwandelt. So ein Bild haben Sie auch von sich: Da stecken Sie etwas fröhlich hinein und … dann ist es auch da.

Wenn Medizin so einfach wäre, würden Sie von Ihren Ärzten nie enttäuscht werden. Medizin ist komplizierter: Was Sie oben reinstecken, erscheint noch lange nicht in Ihrem Blut.

Beispiel Eiweiß: Das wird im Darm zerlegt in einzelne oder doppelte Aminosäuren. Aber nur, wenn der Darm ordentlich funktioniert! Da kann auch ich als Arzt nur hoffen. Hoffentlich funktioniert der Darm. Hoffentlich funktioniert das Enzymsystem Ihres Darmes. Tut es nämlich oft genug nicht. Dann wird das gute Eiweiß einfach wieder ausgeschieden.

Nun angenommen, das Eiweiß wird wirklich zerlegt und durch die Darmwand ins Blut transportiert. Auch da kann ich wieder nur sagen: Hoffentlich! Hoffentlich haben Sie solche Transportschiffchen, die diese Arbeit übernehmen. Es kann auch sein, dass Sie diese Transportwunder nicht haben.

Und wenn Sie diese Transporter nun haben und die Aminosäuren in Ihrem Blut erscheinen? Wenn das Aminogramm also vorzüglich ist und Sie von mir gelobt werden? Auch dann ist noch nicht alles in Butter. Auch dann kommt es noch nicht automatisch zu einem ansteigenden Gesamteiweiß. Denn die Aminosäuren aus dem Blut müssen ja wieder neu zusammengesetzt werden. Und hier geht meistens der Ärger los.

Was braucht es denn zum Zusammensetzen? Na, zum Beispiel Zink. Und weil jeder Mensch häufiger einmal mit einem Virus kämpft, haben viele gar nicht genug Zink im Blut. Sie können ohne Zink kein Eiweiß aufbauen. Ein ganz simpler Zusammenhang. Deshalb messen wir routinemäßig Zink und füllen Zink auf.

Weiter geht's: Für den Eiweißaufbau brauchen wir aufbauende Hormone. Anabole Hormone. Mit anabol ist eiweißaufbauend gemeint.

Weiß jeder Doper. Solche Hormone sind Testosteron und das Wachstumshormon HGH. Für mich die zwei wichtigsten Substanzen in unserem Körper. Und die messen wir ja, häufig mit abgrundtiefen Ergebnissen. Und mit hochproblematischen Folgen. Für Männer genauso wie für Frauen: Fehlt Testosteron, fehlt der innere Antrieb. Da muss man sich das ganze Leben lang anstrengen. Muss sich zusammenreißen. Muss sinnlos Energie verplempern, um sich überhaupt zum Laufen aufzuraffen.

Und Wachstumshormon? Das ist unser Reparaturhormon in der Nacht. Was uns wieder frisch, munter und gesund macht nach der Tages Müh'. Was die Haut straff macht (wer jemals eine Nacht durchgearbeitet hat, weiß genau, was ich meine). Was Muskeln aufbaut, was Fett verbrennt, was Knochen stark macht.

Krankheit ist Molekülchaos

Ja: Ich habe ein sehr nüchternes, naturwissenschaftliches Bild von Gesundheit. Der Mensch braucht 47 Vitalstoffe, und wenn nur ein Stoff Mangelware ist, dann ist der Mensch krank. Wenn ein Stoff fehlt, bricht die Konstruktion zusammen. Dann ist der Mensch tot.

Gleichzeitig weiß ich um die ungeheure Komplexität der Gesundheit. Ich weiß um die unbegreiflichen Fälle von Spontanheilungen und um die Macht von Glaube, Liebe, Hoffnung. Aber eben auch um die tiefen Abgründe der menschlichen Seele, um Angst und Sucht, um Chaos und Panik – Zustände, die letztendlich ganz tief zusammenhängen mit durcheinandergeratenen Molekülen.

Allen Erkrankungen liegt dieses Prinzip zugrunde. Krankheit ist Molekülchaos. Deshalb ist Molekularmedizin ein so vielversprechender Weg. Wobei – das will ich nicht verhehlen – viele Zusammenhänge im tiefsten Inneren der menschlichen Zellen noch nicht bis ins Letzte erforscht und verstanden sind. An dieser Front der medizinischen Forschung ist in den nächsten Jahren noch viel Überraschendes zu erwarten. Möglicherweise werden wir Krebs, werden wir Parkinson und MS in Zukunft völlig anders behandeln als heute.

Warum uns Molekülchaos quält

Warum Krankheit Molekülchaos ist, lässt sich ganz einfach zeigen an drei menschlichen Leiden. Drei Leiden, die sehr verbreitet sind – und über die kaum jemand spricht. Aus Scham. Dabei steckt auch hinter diesen »kleinen Sünden« nicht viel mehr als die große Macht der Moleküle. Es geht um … Heißhungerattacken. Und um … Rauchen. Und um die unheimliche Sucht, heimlich … Tabletten zu schlucken. Schlaftabletten. Machen wir doch mal Schluss mit der Heimlichkeit und reden wir offen darüber, was auf molekularer Ebene dahintersteckt.

Schluss mit dem Heißhunger

Heißhunger kennen viele von uns. Heißhunger auf Süßes. Heißhunger auf alles. Heißt bei jungen Leuten: »Jeeper!« Klingt besser, ist aber auch nicht besser.

Dahinter steht typischerweise Serotoninmangel. Typische Abhilfe: Tryptophan, drei bis fünf Gramm am Abend, dazu Zink. Das ist der molekularmedizinisch korrekte Weg. Es geht auch einfacher, wie die folgende Mail zeigt. Die ist so hübsch, so natürlich, so voll aus dem Leben herausgeschrieben, dass ich sie wörtlich weitergebe. Mir hat sie viel Freude bereitet:

»Ich habe die Eiweißdiät und auch andere Diäten ausprobiert und insgesamt über mehrere Jahre hinweg 20 kg abgenommen. Für mich ein toller Erfolg. Ich habe jetzt schon über zwei Jahre absolutes Normalgewicht. Irgendwo habe ich dann gelesen, dass Eiweißshakes doch nicht

so gesund sind und der Körper auch so alle notwendigen Eiweißbausteine erhält. Ich muss dazu sagen, ich ernähre mich gesund. Aber nach einiger Zeit war dann ein Heißhunger da, ich konnte gar nicht mehr aufhören zu essen. Da bin ich dann wieder auf Ihre Eiweißshakes gekommen. Und die Überraschung: Bereits nach einem Eiweißshake am Morgen war der Heißhunger weniger geworden, nach ein paar Tagen morgendlicher Eiweißshakes dann verschwunden. Ich glaube, ich habe jetzt meine Mitte gefunden und genieße alle zwei Tage morgens einen Eiweißshake mit Joghurt und kleingeschnittenem Apfel. Damit bin ich sehr zufrieden, und der Heißhunger ist so gut wie verschwunden.«

Das ist Praxis. In der Theorie wissen wir gut Bescheid. Aber dann im Alltag … funktioniert das oft ein bisschen anders. Deswegen schätze ich solche Briefe und gebe sie gerne weiter. Denn gesund werden heißt für jeden wirklich etwas anderes. Ich erinnere an »Läuse und Flöhe«. Was für den einen klappt, funktioniert beim andern eben gerade nicht. Und dennoch gibt es grundsätzliche Leitlinien. Eine davon ist:

- Eiweiß macht satt.
- Gesund satt.

Ein Shake mit höchster biologischer Wertigkeit ist die einfachste und medizinisch wirksamste Form, Eiweiß zu genießen. Wer das nicht mag: Biologisch erzeugte Hühnereier, und zwar frisch und zahlreich, sind nicht weniger wirksam.

Es bietet sich also an, das Frühstücksbrot zu ersetzen durch Rührei. Ebenfalls voller Proteine stecken gutes, biologisch erzeugtes Fleisch, Fisch und Hartkäse. Solche Snacks können Wunder wirken – die klassische Weißmehlsemmel eher nicht.

Raus aus der Sucht

Moleküle wie Kohlenhydrate oder Nikotin spielen eine große Rolle in unserem ach so modernen Leben: Milliarden von Werbegeldern fließen in den Verkauf von Pizza, Bier und Zigaretten. Dabei haben weder Carbs und erst recht nicht Nikotin irgendetwas mit unserem Leben zu tun. Im Gegenteil: Unser Körper windet sich darunter, muss Entgiftungsstationen einrichten und Endlager finden. Schließlich beschweren uns die überflüssigen Carbs rund um die Leibesmitte, und die Teerpartikel verkleben unsere Lunge. Warum wollen wir das? Weil wir es einfach haben wollen. Und weil wir verführbar sind.

Nikotin braucht nur 10 bis 20 Sekunden, bis es im Gehirn ankommt. Dort wirkt es auf die Rezeptoren des Neurotransmitters Acetylcholin. Zusätzlich wird das Hormon Adrenalin vermehrt ausgeschüttet sowie die Neurotransmitter Dopamin und Serotonin. Wir wissen also, dass Nikotin, genauso wie Kokain, präzise auf dem gleichen Wege wirkt, nämlich über Dopamin und Noradrenalin.

Eine kleine Dosis Nikotin stimuliert: Beschleunigt den Herzschlag, verengt die Blutgefäße, lässt den Blutdruck ansteigen, fährt den Appetit herunter und regt die Darmtätigkeit an. Nikotin wirkt zusätzlich auf die Psyche: Ängste oder andere negative emotionale Zustände werden reduziert. Sowohl die körperlich stimulierende wie gleichzeitig emotional beruhigende Wirkung haben ein hohes Suchtpotenzial. Fühlt sich kurzfristig nämlich erstmal gut an. Leider.

Ist langfristig aber tödlich. Denn der inhalierte Dunst ist krebserregend. Nicht nur für den Raucher selbst, auch seine Nachkommen können betroffen sein. Gesundheitliche Risiken, die mit dem Rauchen in Verbindung stehen, werden vererbt! In einem Experiment mit Mäusen konnte die epigenetische Wirkung von Nikotin nachgewiesen werden. Die veränderte Genaktivierung der direkten Nachkommen und der Enkelgeneration zeigten ein vermehrtes Risiko für Asthma. (*BMC Medicine. 2012;10:129*)

Dass die stimulierende Wirkung auch auf natürlichem Weg mit einer Aminosäure zu erreichen ist, das ist heute kein Geheimnis mehr –

trotzdem wissen viele nichts davon. Triathleten berichten zum Beispiel von einem stärkeren Antrieb, dass sie dynamischer seien, unbedingt trainieren wollten, wenn sie mehr Eiweiß essen. Genauer: Phenylalanin.

Die gute Nachricht also: Nikotin kann man austauschen gegen Phenylalanin. Diese innere Dynamik, diesen Antrieb, wie er durch Dopamin und Noradrenalin vermittelt wird, lässt sich durch gezielte Gabe von Phenylalanin genauso erreichen. Tschüss, Schweinehund! Die Kinder, die Enkelkinder werden es danken.

Gut schlafen ohne Pillen

Es ist erschreckend, wie viele Menschen in Deutschland von Schlaftabletten oder Beruhigungsmitteln abhängig sind: 1,2 Millionen Menschen, schätzt die Deutsche Hauptstelle für Suchtfragen. Das sind fast so viele wie alle Einwohner von München, und München ist die drittgrößte Stadt in Deutschland. Zwei Drittel dieser tablettensüchtigen Menschen sind Frauen über 65. Viele Menschen lassen sich die Pillen auf Privatrezepten verordnen oder kaufen ihre Mittelchen in Online-Apotheken – so lassen sich Auffälligkeitsprüfungen durch die Krankenkassen umgehen.

Ein besonders dramatischer Fall in meiner Praxis war ein junger, extrem gut trainierter Marathonläufer, der tief in die Tablettenabhängigkeit gerutscht war. Seit seiner Kindheit litt der Mann unter Schlafstörungen und wollte von den Schlaftabletten loskommen, die er in den vergangenen sieben Jahren offenbar reichlich eingenommen hatte. Seine Blutanalyse brachte einen deutlichen Zinkmangel ans Licht:

»Es war und ist nicht ganz einfach, zu genügend Zink zu kommen. Ich schlucke nun täglich 4 x 30 mg Zink und lasse regelmäßig messen. Wenn ich weniger nehme, kriege ich im Mund Aphthen, und die Messung zeigt dann immer einen Mangel an … Mit Meditation konnte ich

irgendwann tagsüber gut ein Nickerchen machen. Das gab mir Selbstvertrauen. Also habe ich in den Ferien einfach einmal versucht, drei Nächte durchzuhalten, und wollte schauen, was passiert. Zuvor hatte ich noch meine Aminosäuren und das Zink messen lassen. Beide okay. Trotzdem nahm ich zusätzlich noch Tryptophan abends: Zu meinem Erstaunen habe ich gleich in der ersten Nacht mehrere Stunden am Stück geschlafen, und mein Schlaf hat sich danach stetig verbessert und wurde richtig gut. Das Leben hat sich für mich damit drastisch verändert. Ich bin morgens nicht mehr völlig benommen und genieße dies sehr!«

Das zeigt allen, die mit Tryptophan von ihren Schlaftabletten loskommen wollen: Das alleine ist es nicht. Tryptophan alleine braucht nicht zu helfen. Nur mit Zink können wir aus vorhandenem Tryptophan auch wirklich das erwünschte Schlafhormon Melatonin herstellen. Auch der Zinkspiegel muss stimmen. Gewusst?

> Probleme kann man niemals mit derselben Denkweise lösen, durch die sie entstanden sind.
>
> ALBERT EINSTEIN

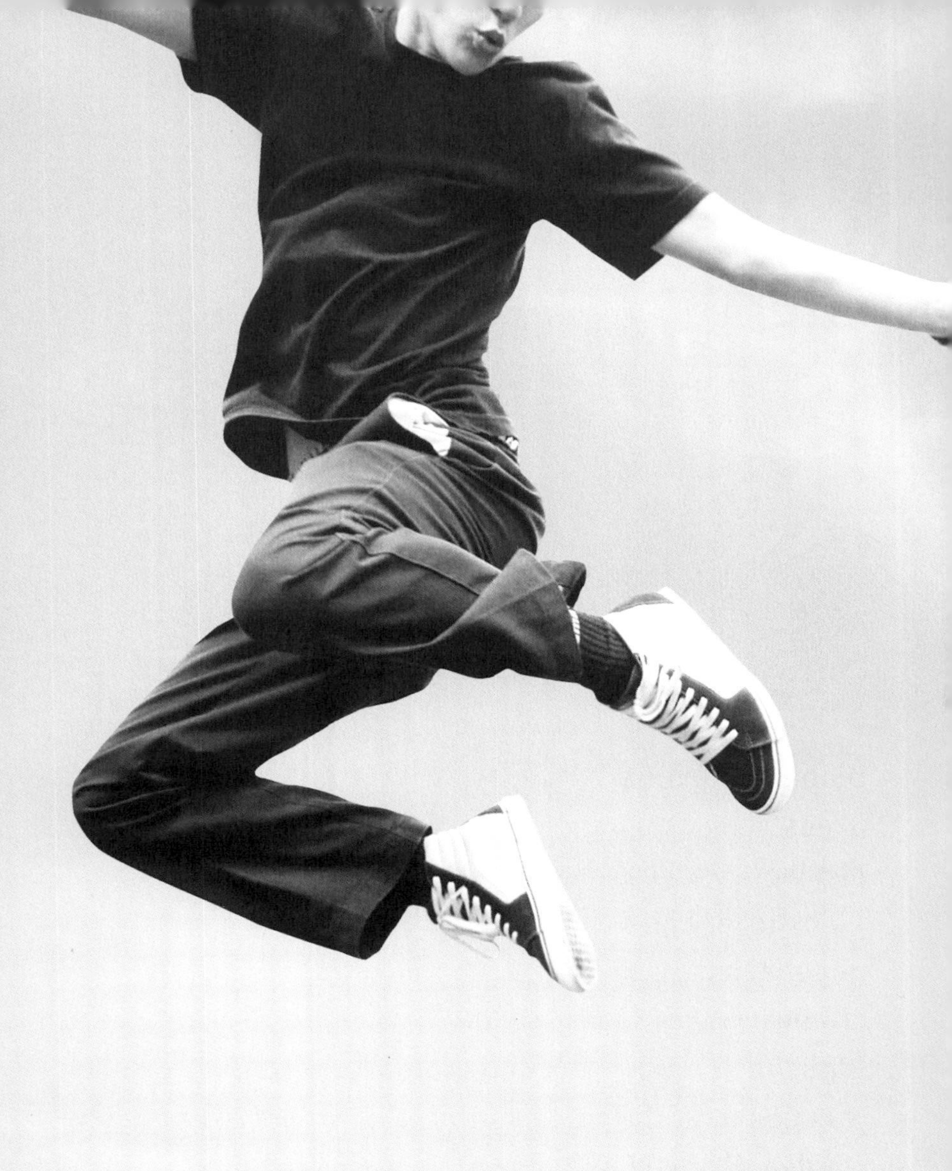

Wenn Moleküle aus der Reihe tanzen

Diabetes, Demenz, Depression, Reizdarm, Krebs. Extrem unangenehme Geißeln des Wohlstandsmenschen, gegen die wir glücklicherweise etwas tun können. Mit genetisch korrektem Essen, mit artgerechter Ernährung, mit regelmäßigem Ausstieg aus der täglichen Stressachterbahn. Dieses Kapitel zeigt, was genau im Körper schiefläuft, wenn wir krank werden. Und wie Heilung von innen gelingen kann.

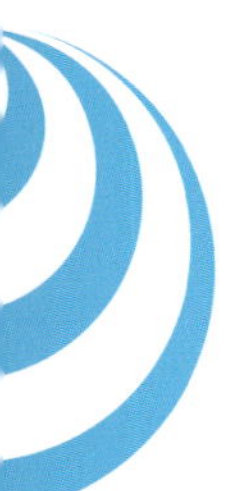

Mangel macht blöd. Und unglücklich.

Was folgt, ist die eleganteste Begründung für Molekularmedizin, die ich kenne. Und die beginnt mit Brokkoli. Mit der Verdauung: Wenn wir Brokkoli essen, wird der im Mund, im Magen und im Darm in seine kleinsten Bestandteile zerlegt. Lebensbausteine! Die wandern ins Blut und werden dann überall im Körper eingebaut, wo sie gerade gebraucht werden.

Dann bestehe ich offensichtlich genau aus den gleichen Atomen, die vorher im Brokkoli auf meinem Teller steckten? Frage ich mich: Wo hört der Brokkoli auf, und wo fange ich an? Das ist nicht so einfach zu beantworten, weil alles Leben auf der Erde aus den gleichen Atomen aufgebaut ist.

Trotzdem sind wir nicht nur Atomkonstruktionen, sondern auch Menschen mit einem »Ich«. Mit einem Bewusstsein. Beides hängt voneinander ab. Und wie das einzelne Ich vom Körper abhängt, das erklärt uns die Molekularmedizin. Die Zusammensetzung der Körperatome hat sehr wohl Einfluss auf das Ich, auf das Bewusstsein, sogar auf die Intelligenz und die Kreativität, auf die Wachheit, innere Energie, Stimmung.

Wenn Menschen immer müde sind

Derzeit sind 2,5 Milliarden Menschen mangelernährt – das ist mehr als ein Drittel der Weltbevölkerung. Nagenden Hunger haben zwar nicht alle, weil etliche sich immerhin von blankem Reis ernähren oder von anderen Nahrungsmitteln, die vor allem Kohlenhydrate enthalten. Was fehlt, sind Vitamin A, B-Vitamine, Eisen, Zink, Folsäure und Jod. Von Proteinen ganz zu schweigen. Dieser »versteckte Hunger« macht nicht nur krank, er macht auch dumm: Jodmangel kann den Intelligenzquotienten um 10 bis 15 Punkte senken.

Gravierend sind die Folgen dieser Unterversorgung zum Beispiel in Bangladesch, wo 40 Prozent aller Kinder mangelernährt sind. Blick nach Berlin: Natürlich sieht es da besser aus. Wenn wir aber genau auf die Teller schauen, sehen wir trotzdem Mangelernährung. Eisen fehlt, Jod fehlt, B-Vitamine fehlen, Proteine so gut wie immer. Vor allem bei Vegetariern und Veganern.

Beispiel B_{12}: Bei einem Vitamin-B_{12}-Mangel ist häufig die Bildung der roten Blutkörperchen gestört. Die Folge sind viel zu große Zellen. Die Milz fischt die XXL-Körperchen aus dem Blutkreislauf heraus und baut sie ab. Damit wird die Überlebenszeit der Blutkörperchen stark reduziert, und der Körper kommt mit der Neuproduktion nicht hinterher. Das führt zu einer verminderten Sauerstoffversorgung der einzelnen Zellen, und das ist der Grund dafür, dass Menschen mit B_{12}-Mangel sich oft so schlapp und ausgebrannt fühlen.

Beispiel Eisen: Eisenmangel führt zu allgemeiner Abgeschlagenheit, sogar zu geistiger wie körperlicher Leistungsschwäche. Eisen ist das zentrale Atom des Hämoglobinmoleküls, welches für die Versorgung des gesamten Körpers mit Sauerstoff zuständig ist. Und Sauerstoff wird für sehr viele Stoffwechselvorgänge, insbesondere für die Herstellung von Energie gebraucht. Fehlt Eisen, dann fehlt Sauerstoff, im gesamten Körper verlangsamen sich die Abläufe. Da hilft dann auch kein härteres Training. Da hilft keine Gesprächstherapie. Da hilft nur ein Eisenpräparat. Gut zu wissen: In manchen Fällen helfen Eisentabletten nicht mehr, da lässt sich ein vernünftiger Wert nur mit Eisenspritzen oder Infusionen erreichen.

Beispiel Testosteron: In der Praxis bekomme ich ab und an Besuch von Menschen, die sich bei mir nach jahrelangem Fitnessstudiobesuch beschweren über Muskelzuwachs: null. Nach Jahren merkt man das. Ist enttäuscht. Außerdem innerlich antriebslos. Und weiß nicht, warum. Die Antwort ist einfach: Selbstverständlich zählt beim Muskelaufbau nur Maximaltraining. Maximal heißt: Der Muskel muss komplett erschöpft werden. Wie auch immer. Das tut weh, glauben Sie mir. Der

Muskelaufbau klappt dann aber nur, wenn der Mensch genügend anabole Hormone im Körper hat. Nämlich:

- Testosteron, und zwar freies (!) Testosteron
- und das Wachstumshormon HGH.

Junge Männer haben da in der Regel wenige Probleme. In der Regel. Sollten sich dennoch vorsichtshalber überzeugen durch Blutanalyse. Ist man weiblich, nimmt man die Pille, gehen die Probleme schon los. Mit dem tiefen Testosteron. Und der resultierenden bleiernen Müdigkeit, mit der vergeblichen Kraftanstrengung.

Wenn wir einmal einen der vielen Leserbriefe verstanden haben, in dem ein kraftloser, ein abgeschlagener Mensch durch Änderung der Ernährung das Ruder herumreißt und glücklich wird. Ein neues Leben beginnt. Dann haben wir den neuen Weg der Heilung verstanden: Das Ich steht in enger Wechselwirkung mit dem Körper. Und der besteht entweder aus allen existenziell wichtigen Lebensbausteinen. Oder nicht. Wenn nicht, dann kann der Körper nicht gesund sein. Und der Mensch nicht glücklich.

Eine Frage der Werte

Um diesen Zusammenhang kümmert sich die Molekularmedizin. Die nichts weiter versucht, als Ihre Körperatome in Ordnung zu bringen.

Aus diesem Grund sucht Molekularmedizin zunächst Normalwerte: Aus der Literatur, als Referenz werden gerne auch die Werte erfolgreicher Leistungssportler untersucht und archiviert. Denn auf diesen Werten beruhen Leistung und Erfolg – und eben nicht auf den Werten ganz normal kränklicher Durchschnittspatienten.

Kranke und unglückliche Menschen haben tatsächlich andere Blutwerte als gesunde, glückliche. Der neue Weg der Heilung ist deshalb denkbar einfach: durch Optimierung der Blutwerte glückliche Gesundheit erreichen. Weil es geht. Mehr noch: Weil es unverantwortlich wäre, mit dem mittlerweile vorhandenen molekularmedizinischen Wissen diesen Weg nicht zu gehen.

Moleküle sind wandelbar

Der menschliche Körper ist ein Meister der Molekülverwandlung. Wie er es im Detail bewerkstelligt, ist zum Teil noch gar nicht erforscht. Was man aber sicher weiß: Damit alles rundläuft, braucht unser Körper die 47 essenziellen Stoffe in der richtigen Menge.

Im Internet und in einigen Gesundheitsratgebern ist oft die Rede von 91 Vitalstoffen für den Körper, allerdings sind nur 47 essenziell, das heißt, diese kann der Körper nicht selbst herstellen. Die restlichen kann er über geschickte Stoffwechselabläufe aus den essenziellen bauen. In manchen Fällen freut er sich allerdings, wenn er die Bauarbeiten nicht selbst erledigen muss. Beides ist richtig: 91 wertvolle Vitalstoffe, wovon 47 absolut lebensnotwendig sind.

Nicht alle essentiellen Nährstoffe sind Moleküle, einige einzelne Atome sind ebenfalls dabei. Kalium zum Beispiel ist das wichtigste Kation des Zellzwischenraums, oft gebraucht auch in den Mitochondrien und in den Ribosomen. Kalium hält das zelluläre Ruhepotenzial aufrecht und ist an den elektrischen Vorgängen in den Nervenbahnen und im Muskelgewebe beteiligt.

Das ist so, weil dem Kalium ein Elektron fehlt, es sich deshalb sehr leicht freie Elektronen »fängt« und diese transportiert. Mangelt es an diesem Atom, könnten unsere Nerven keine Impulse funken, unsere Muskeln könnten sich nicht kontrahieren – wir könnten unsere Beine nicht bewegen! Mit Hilfe von Enzymen ist unser Körper ständig dabei, diese Stoffe in jene Stoffe zu verwandeln: So wird zum Beispiel aus dem Kohlenhydrat Glukose (6 Kohlenstoffatome, 12 Wasserstoffatome, 6 Sauerstoffatome, ringförmig angeordnet, $C_6H_{12}O_6$) in der Leber Cholesterin (27 Kohlenstoffatome, 46 Wasserstoffatome, 1 Sauerstoffatom, $C_{27}H_{46}O$). Ein Teil des Cholesterins wird in das Hormon Testosteron umgebaut (19 Kohlenstoffatome, 28 Wasserstoffatome, zwei Sauerstoffatome, $C_{19}H_{28}O_2$).

Das ist Stoffwechsel: Ein Stoff wird zu einem anderen Stoff. Passiert zigtausendfach jede Sekunde in unserem Körper. Und so entstehen alle benötigten Proteine, Fettsäuren, Enzyme, Hormone und Zellen. Wenn Bausteine fehlen, dann werden wir krank.

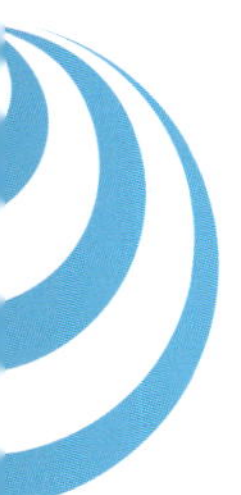

Adipositas und Diabetes: abschalten

So unterschiedlich sie sind: Es gibt eine Gemeinsamkeit zwischen dem Bestseller-Autor Ken Follett und der englischen Queen. Beide kämpfen nicht gegen ihre Kilos. Gar nicht. Weil sie den Kampf längst gewonnen haben.

Beginnen wir mit Ken Follett. Ein Autor mit 130-Millionen-Auflagen. Mit *»Die Nadel«* hat er mich 1978 gepackt. Inzwischen schreibt er penibel recherchierte dicke Wälzer, die in jeder großen Zeitung der Welt besprochen werden. So ein Mann, denke ich mir, kann alles, weiß alles, steht souverän über praktisch allem. Ist natürlich nicht so! Auch ein Ken Follett ärgert sich, wenn sein Spiegel zeitgleich mit der Ehefrau den einen Satz formuliert, der kein Pardon kennt:

»Du wirst fett.«

Das hat er nicht auf sich sitzen lassen, der große Autor. Und hat genau das getan, wovor deutsche Ernährungsexperten immer eindringlich warnen: Viel abgenommen (18 Kilo). Schnell abgenommen. Mit einem denkbar einfachen Rezept:

- mehr Sport
- keine Kohlenhydrate

Das war's auch schon! Eine simple, schlichte, klare Gebrauchsanleitung, die jeder Mensch versteht. Die jeder Mensch sofort umsetzen kann. Ganz im Gegenteil zur gängigen Meinung vieler Ernährungsberater hierzulande, denen zufolge Abnehmen immer furchtbar kompliziert sein muss, immer furchtbar lange dauern muss und, wenn überhaupt, dann nur mit bestimmten Programmen funktioniert. Auch Abnehmen ist ein Geschäftsmodell.

Wirklichen *very important people* (VIPs) ist die gängige Meinung irgendwelcher Berater herzlich egal. Allen voran … the Queen of the United Kingdom! In der »International Business Times« gibt Darren McGrady, der Privatsekretär der Königin, die persönlichen Ernährungsgewohnheiten der englischen Queen zu Protokoll. Und siehe da: Ihre Majestät ist, wenn ich das so deuten darf, eine Königin der Ketose. Sie verabscheut Kohlenhydrate.

»Wenn sie Fisch wählt, dann ist das so etwas wie gegrillter Lachs mit ein bisschen Gemüse und einem Salat«, berichtet McGrady. »Wählt sie Fleisch, dann oft Wild. Entweder Steak oder ein kleines Stück Fasan. Sie verzichtet völlig auf Kohlenhydrate. Keinerlei Brot zur Mahlzeit. Keine Kartoffeln, kein Reis, keine Nudeln. Nur Gemüse.«

Die Dame hat ihren neunzigsten Geburtstag bereits gefeiert. Und wie!

Was innen passiert? Zucker stoppt Fett

Was genau Carbs im Körper anrichten, zeigen uns manchmal gerade nicht Mediziner. Sondern Medienleute. Ich wundere mich über den Mut, mit der sich etwa Filmemacher außerordentlich riskanten Selbstversuchen unterziehen, um nachher von ihrem knappen Überleben zu berichten. Der australische Regisseur Damon Gameau hat genau das getan. Sein Film heißt »Voll verzuckert«, in Deutschland 2014 in den Kinos.

Was Gameau getan hat, ist ganz einfach: 60 Tage lang hat er mindestens 40 Teelöffel Zucker gegessen. Also genauso viel wie der Durchschnittsbürger in Australien. Das aber ausgefuchst: Statt nur banalen Haushaltszucker zu futtern, hat er die Zuckermenge aufgeteilt auf vermeintlich gesunde Frühstücksflocken, Smoothies oder fettreduziertem Joghurt. Ergebnis: Er wurde nicht nur dicker, sondern fühlte sich regelrecht süchtig. Entwickelte eine Fettleber und hatte dramatisch schlechte Blutwerte. Und das, obwohl er die Gesamtmenge seiner täglich gegessenen Kalorien nicht verändert hatte! Gar nicht!

Warum in aller Welt geht die Gesundheit kaputt, wenn wir nicht mehr Kalorien als vorher essen, aber andere Kalorien? Die Wahrheit ist einfach:

Weil Zucker die Fettverbrennung stoppt.

Es genügen geringe Zuckermengen, und wir bleiben dick. Es genügen geringe Kohlenhydratmengen, und wir bleiben dick. Es genügen geringe Mengen Alkohol … und wir bleiben dick.

Wir bleiben dick.

Das also passiert innen. In unseren Zellen. Dieses Wissen können wir für unseren Weg der Heilung nutzen! Studien zeigen, wie es geht. Allerdings nur die sinnvollen Studien – nicht die Schrottstudien.

Vorsicht, Schrottstudien!

Abnehmen kann jeder. Ganz einfach. Weil so viele Forscher aber so hartnäckig das Gegenteil zu beweisen versuchen, schreibe ich Ihnen jetzt einmal auf, warum deren Studien Schrott sind. Eindeutig Schrott. Zwei Beispiele dazu:

Schrottstudie Nummer 1: In der *JAMA* zum Beispiel findet sich eine Studie, die 163 übergewichtige Menschen fünf Wochen lang begleitet und an ihnen verschiedene Diäten getestet hat. Ergebnis: Low Carb plus niedriger glykämischer Index bringen nichts. Mehr noch: Lebensmittel mit niedrigem glykämischen Index, also Vollkornbrot, lassen die Werte des schlechten LDL-Cholesterins ansteigen und wirken sich auch noch ungünstig auf die Insulinresistenz aus.

»Es bringt nichts, die Lebensmittel nach dem glykämischen Index auszusuchen«, so Studienleiter Frank Sacks. »Dadurch wird weder das Risiko für Herz und Kreislauf gesenkt, noch die Wahrscheinlichkeit, an Diabetes zu erkranken.«

Wie um Himmels willen kommt man zu diesem Ergebnis? Indem man ganz einfach 240 Gramm tägliche Kohlenhydrate als »Low Carb« definiert. Das ist eine Dosis, die ich eher als »massive Kohlenhydratmast« beschreiben würde und bei der ich mich wundere, dass die Probanden nicht nach der Studie noch viel dicker waren als zuvor. »Low« heißt für mich: 50 Gramm Carbs, besser noch 20 Gramm pro Tag. (*JAMA 2014;312(23):2531-2541*)

Schrottstudie Nummer 2: Eine mindestens genauso erstaunliche Studie finde ich in *Brit Med J 2012; 344:e402.* Hier werden Frauen mit Low-Carb-Kost versorgt und leiden dann vermehrt an Infarkt oder Schlaganfall. Wie man zu diesem Ergebnis kam? Indem man sich die Sache ganz einfach gemacht hat. Das Rezept geht so: Man nehme einen simplen Fragebogen und verschicke ihn per Post an die Probanden. Man hefte die ausgefüllten Fragebögen ab und stelle den Ordner ins Regal. Nach 15 Jahren ziehe man den Ordner wieder heraus, setze sich mit den Probanden in Verbindung und zähle die Todesfälle. Sehr praktisch, denn sehr kostengünstig. Hier muss keine Blutprobe analysiert und nichts live beobachtet werden. Nur lochen, heften, zählen, fertig. Und das ist die Crux: Derartige Studien setzen voraus, dass die Menschen zuerst ihren Fragebogen wahrheitsgemäß ausgefüllt haben. Naiv! Und dann, dass die befragten Menschen in den folgenden 15 Jahren bei der gleichen Speisekarte bleiben. Ganz unabhängig von Moden, von persönlichen Befindlichkeiten und von der Entwicklung des eigenen Einkommens. Absurd!

Der Speck verschwindet. Bewiesen.

Viel überzeugender, viel sorgfältiger finde ich folgende drei Studien:

Low Fat versus Low Carb: Bei der ersten Studie wurden 148 Patienten ein ganzes Jahr lang beraten, beobachtet, befragt. Eine Gruppe bekam Low Carb mit 40 Gramm Kohlenhydraten am Tag. Und die andere bekam Low Fat mit weniger als 30 Gramm Fett pro Tag. Dann kam, was kommen musste: Wer zu den Low-Carb-Genießern zählte, der profitierte von fünf wunderbaren Effekten:

- stärkere Gewichtsabnahme
- stärkere Körperfettreduktion
- stärkere Cholesterinabsenkung
- stärkere Absenkung der Triglyceride
- stärkerer Anstieg des guten Cholesterins

Fazit dieser Studie, sinngemäß: Die Einschränkung von Kohlenhydraten mag eine Möglichkeit sein für Menschen, die Gewicht und ihre kardiovaskulären Risikofaktoren reduzieren möchten. Ja, ja: Mag sein! Ist das nicht hübsch formuliert? *(Ann Intern Med. 2014; 161(5):309-318.)*

Grandes Dames auf Diät: Bei der zweiten Studie, vorlegt von der Uni Gießen, konzentrierte man sich auf Grandes Dames: Seniorinnen über 65 Jahre mit einem Body-Mass-Index von 34: Das entspricht bei einer Größe von 1,60 Metern einem Gewicht von 87 Kilo und bei 1,70 Metern rund 98 Kilo. Also recht stattlich.

Diese Damen unterzogen sich einer Diät mit 1400 Kalorien täglich. Wobei dem Speiseplan der einen Gruppe 50 Gramm Eiweißpulver zugefügt wurde und dem Speiseplan der anderen Gruppe 50 Gramm Kohlenhydrate. Nur 50 Gramm!

Nach sechs Monaten hatte die Eiweißgruppe 9,2 Prozent Fettgewebe an der Hüfte verloren und konnte 13 Prozent Gewichtsverlust verzeichnen. Die Kohlenhydratgruppe dagegen verlor praktisch kein Hüftfett (nur 1 Prozent!) und nur 4,9 Prozent Körpergewicht. Das ist ein deutlicher Unterschied. Fazit der Uni: Reiner Gewichtsverlust ist allein durch eine erhöhte Proteinzufuhr garantiert. Und nicht mit einer Diät, die auf eine größere Menge an Kohlenhydraten setzt. Und zwar auch dann nicht, wenn gleichzeitig Bewegung verordnet wird. *(J Gerontol A Biol Sci Med Sci 2011 Nov;66(11):1218-25)*

Offroad-Biker mit Kampfgewicht: Übrigens finden sich in dem Stapel Arbeiten auf meinem Schreibtisch gleich unter diesen Studien die Beweise, dass auch Spitzensportler mit Proteinen wichtige Leistungsziele erreichen. Und dazu gehört für viele: Bei höchster Leistungsfähigkeit ein möglichst niedriges Kampfgewicht erreichen. Denn ein leichter Körper kann mit der gleichen Kraft schneller bewegt werden. Trainierte Offroad-Biker dürfen sich durch Ketodiät ebenfalls über fünf wunderbare Vorteile freuen. In der mir vorliegenden Studie aus dem Jahr 2014 gelingt es allen,

- ihr Gewicht zu verringern,
- die Zusammensetzung des Körpers zu optimieren,
- ihr Blutfettprofil zu verbessern,
- ihren VO2max zu steigern,
- die maximale Arbeitskapazität zu steigern.

Dies alles sind unter Sportlern höchst erwünschte Ziele. Die Methoden sind getestet und für gut befunden. Auch wenn Skeptiker immer wieder behaupten, gerade durch diese Art der Ernährung würde der Mensch »Kraft verlieren«. Ausprobieren! Manch einem wächst derartig viel Kraft zu, dass er überall Bäume ausreißen will. *(Nutrients. 2014; 6(7) 2493-2508)* Ein Fall aus meinen News: Da schilderte mir also einer von Ihnen, 50 Jahre, sehr eloquent, sehr intelligent, seine Midlifecrisis. Seine depressive Grundstimmung. Sein Selbstmitleid. Sein fehlendes Selbstvertrauen. Ausnahmsweise sogar in Zahlen festzumachen: Er könne den Marathon nicht unter 4 Stunden laufen. Stellen Sie sich vor …! Nach längerem Gespräch, nach Blutanalyse, nach Einnahme von NEM wegen der präzise gemessenen Mangelzustände hat der junge Mann recht schnell sieben Kilo abgenommen. Will weitere fünf Kilo abnehmen. Das war äußerlich. Und innerlich?

»Es hat eine Weile gedauert, aber mein körperlicher Zustand und auch mein geistiger Zustand haben sich enorm verbessert … Ich fühle mich so gut wie seit Jahren nicht mehr, spüre eine innere Wandlung, dass ich Bäume ausreißen könnte. Habe eine Menge Sachen geklärt, die schon jahrelang belastend waren … ich habe die Kraft und die Zuversicht … weiß wieder, was ich will.«

Na also. Geht doch. Heilung von innen! Geht auch bei Fällen, die schulmedizinisch unter der Kategorie »Heilung unmöglich« abgelegt werden. Deshalb der nächste Abschnitt zu … Diabetes.

Diabetes muss nicht für immer bleiben

Insulin ist ein hochproblematisches Molekül in unserem Stoffwechsel. Dreh- und Angelpunkt bei Diabetes. Typ 1 ist eigentlich nicht heilbar. Und dennoch sitzt mir immer mal ein Patient gegenüber, der sich davon befreit hat. Lächelnd, strahlend, schlank, groß erzählt er mir, wie er seinen Diabetes Typ 1 besiegt hätte:

Man hatte die Krankheit vor einem Jahr entdeckt. Der junge Mann wird aufgeklärt und eingestellt in der Klinik. Auf Insulin. Selbstverständlich. Die gespritzte Insulindosis (täglich mehrmals) muss den gegessenen Kohlenhydraten jeweils angepasst werden. Fragt der intelligente Mann: »Weshalb muss ich dann überhaupt Kohlenhydrate essen? Wenn ich sie weglasse, bräuchte ich doch kein Insulin spritzen, oder?« »Nein, nein«, sagen ihm die Diabetologen: »Wenn Sie Kohlenhydrate weglassen, geraten Sie in eine Mangelsituation.«

Da liest der junge Mann nach. Findet viel über die Verdauung von Fetten und Proteinen. Aber in keinem Biochemiebuch einen Hinweis auf eine notwendige Aufnahme von Nudeln, Brot und Kartoffeln. Was macht er? Er lässt Nudeln, Brot und Kartoffeln einfach weg. Alle Kohlenhydrate. Und treibt Sport. Mehr Sport. Resultat? Ein völlig normaler Blutzucker. Zusätzliches Insulin ist nicht mehr notwendig.

Die Geschichte geht noch weiter: Gleich zu Beginn der Behandlung wurde das C-Peptid bestimmt. Das ist eine Kette von Aminosäuren, die während des Entstehungsprozesses von Insulin abgespalten wird – genauer: in dem Moment, in dem aus Proinsulin dann das Insulin entsteht. Das C-Peptid hat nach neueren Erkenntnissen auch eigene Effekte im Zellstoffwechsel.

Es lag in diesem Fall bei nur 0,5 ng/ml – ein viel zu niedriger Wert. Fast nichts. Normal sind Werte zwischen 1,1 und 4,4 ng/ml. Das »sei nur ein kurzes Nachflackern«, meinten die Ärzte. In wenigen Wochen sei auch das komplett weg. Logisch: Wenn kein Insulin gebaut wird, dann fällt auch kein C-Peptid ab.

»Nun ja«, grinst mich der junge Mann an. »Das war vor über einem Jahr. Jetzt ist mein C-Peptid bei 1,24 ng/ml. Ein Wert, den ich eigentlich nicht erreichen kann. Nun habe ich ihn aber doch …«

Auch ich kann nicht jede Heilung erklären. Doch weiß ich eines ganz genau: Sobald man die Beschränkung »Tabletten« einmal weglässt, sobald man sich auf Epigenetik besinnt, also den entscheidenden Anteil der Lebensführung auf die Gesundheit, können sich auch tatsächlich unheilbare Krankheiten in Richtung Heilung entwickeln.

Erlebe nicht nur ich in meiner Praxis. Das erleben und beschreiben auch andere Ärzte, Wissenschaftler weltweit. Und publizieren ihre Befunde. Glücklicherweise, sage ich da, denn manchmal glauben Sie mir ja nicht. Oder die Ärztekammer moniert (beleidigt?), ich würde auf meiner Webseite *drstrunz.de* behaupten, bestimmte unheilbare Krankheiten seien heilbar. Sage ich: »Ja, ja, die Kammer hat völlig recht! Alles nicht heilbar! Aus der Kammerperspektive! Aber nicht aus meiner Perspektive. Meine Welt ist nicht die Welt der drohmedizinischen Pharmamedikation. Meine Welt ist die Welt der frohmedizinischen Selbstheilungskräfte. Nicht, weil ich das einfach so behaupte. Sondern weil ich das jeden Tag erlebe. In der Praxis!«

Nicht ich behaupte zum Beispiel, dass höchst unangenehme Krankheiten wie Fibromyalgie heilbar seien, sondern Patienten tun dies. Leidende Menschen, die ihre hässlichen jahrelangen Schmerzen plötzlich loswerden. Und die dann Briefe schreiben. Die ich abdrucke. Umso mehr freue ich mich, wenn ich in internationalen wissenschaftlichen

Publikationen Fallstudien finde, die die vielen kleinen Wunder aus meiner kleinen Praxis bestätigen. Zum Beispiel *BMJ Case Reports 2012; pii: bcr0220125878.*

Ein kleiner Bub, sechs Jahre alt, kommt als Notfall in die Klinik. Übermäßiger Durst, übermäßiges Wasserlassen, Blutzucker bei 300, HbA1c mit 10,4 % weit überhöht (Grenzbereich 5,7–6,4 %). Ein klarer Fall von Diabetes Typ 1. Wurde schulmäßig mit Insulin behandelt. Nur hat man diesmal etwas anderes getan: Acht Wochen später wurde der Bub glutenfrei ernährt. Heißt konkret: Sechs Mahlzeiten täglich, kein Gluten, nur 24 % Kohlenhydrate. Dafür 26 % Eiweiß, 49 % Fett. Und dann ist es passiert. Das Unerwartete: Der Diabetes Typ 1 verschwand. Der Bub wurde gesund. Sein Blutzucker wurde normal. Sein HbA1c blieb stabil normal. 20 Monate lang. Ich wage zu behaupten: Wenn das 20 Monate lang so bleibt, dann bleibt es für immer.

Heißt in diesem Einzelfall: Diabetes Typ 1 geheilt. Durch glutenfreie, kohlenhydratarme Kost. Der Witz: Was bei einem Patienten klappt, klappt mit hoher Wahrscheinlichkeit auch bei vielen anderen. Nur versucht es niemand. Welcher deutsche Diabetologe, welcher deutsche Internist kommt auf die Idee, erstens diese Arbeit zu lesen und, zweitens, genauso zu handeln?

Mit Diabetes lässt sich leben, manchmal sogar ohne Medikamente. Das gilt für Sechsjährige, genauso aber auch für ältere Menschen, sogar für hochbetagte. Bestätigt mir einer von Ihnen mit einem schönen, man könnte fast sagen: Gemeindebrief. Freuen Sie sich doch einmal mit:

»Da gibt es in unserer 7000-Seelen-Gemeinde, wo noch jeder jeden kennt, einen über 80 Jahren alten, hageren Mann. Der dreht seit 20 Jahren oder noch länger täglich seine Runden durch den Ort. ›Was ist denn mit dem?‹, frag ich meine betagte Mutter. Sie: ›Der hat Diabetes, der sollte sich täglich spritzen, das wollte und konnte er nicht. Wenn er täglich seine zwei Stunden stramm gehe, sagte

der Arzt, dann könne er das Spritzen sein lassen. Das tat er, er tut's immer noch und lebt und lebt. Ob mit oder ohne seinen Diabetes.‹«

Wir kennen den Ausweg

Dass der 80 Jahre alte Mann wohl nicht nur mit zweistündiger Bewegung alles richtig macht, sondern – beachten Sie das »hager« – sehr wohl auch täglich seine Fettverbrennung einschaltet, das rettet ihn.

Rettet ihn vor dem amputierten Diabetikerbein, vor der Erblindung, vor der Dialyse. All das wäre unausweichlich, wenn er als echter Diabetiker bei »normaler Kost« (gemeint ist Kohlenhydratmast) auf Insulin verzichten würde. Dem Normalarzt in der Stadt, dem Facharzt für Diabetologie ist so etwas undenkbar. Der käme gar nicht darauf, einen solchen Ratschlag zu geben. Der lernt lieber: Täglich 50 Prozent Kohlenhydrate. Täglich Insulin. Unausweichliche Spätschäden. Vor scharf nachdenkenden und konsequent handelnden Landärzten habe ich größten Respekt. Und noch mehr vor kompromisslos konsequenten Patienten.

So viel zu Adipositas und Diabetes – hierzulande und weltweit zählen diese Leiden zu den schlimmsten chronischen Krankheiten. Wer betroffen ist, muss um seine Lebensqualität kämpfen. Zum Glück kennen wir den Ausweg. Und nicht nur den Ausweg aus Dickleibigkeit und Zucker. Auch den Ausweg aus der schleichenden – pardon! – Verblödung im Alter. Auch für Demenz gilt: Muss nicht sein. Und kann man zurückschrauben.

Demenz: Lässt sich zurückschrauben

»Die Geschichten, die hier enden, enden alle schlecht«, nörgelt der 91-jährige Johannes Kehr. Seine Frau ist gestorben, sein Sohn hat sich das Leben genommen, seitdem lebt er als »scheindementer Patient« in einem Heim. Schwankt zwischen Episoden der völligen Entrückung, unterhält sich angeregt mit der Moderatorin der Tagesschau (»Guten Abend!«), versinkt immer wieder tief in seinem Innenleben und taucht manchmal ganz unvermittelt auf mit einem hellsichtigen Moment.

Frédéric Zwicker schreibt seinen Debütroman *Hier können Sie im Kreis gehen* (Verlag Nagel & Kimche, 2016) so zerstückelt, so zersplittert und immer wieder plötzlich doch so strukturiert, wie Demenzkranke eben ihr Leben erleben. Wer dement ist, der sucht zum Beispiel mitten in der Nacht nach den eigenen Eltern, der spielt mit dem Rolli Autoscooter und rammt alles, was sich ihm in den Weg stellt. Zu »I Can't Get no Satisfaction« wippt er vielleicht lustig mit dem Fuß, dann verläuft er sich auf dem Weg zum Klo. »Für die Alzheimerpatienten sind wir die Verrückten«, sagt die Sozialpädagogin Julia Richarz. »Aus deren Sicht reden wir Unsinn, machen seltsame Dinge und verstehen sie nicht.« (zit. nach von Hirschhausen, S. 465)

Wer dementen Menschen begegnet ist, der weiß, dass das wirklich wenig lustig ist. In den hellen Momenten, die es ja oft über lange Zeit immer wieder gibt, da wissen die Betroffenen um ihre Lage. Spüren, wie viel Mühe und Not sie den Pflegern oder den sich kümmernden Angehörigen bereiten. Da sind sie sehr traurig.

Das ist umso tragischer, als sich milde Verblödung verhindern lässt. Was schon Hippokrates erzählt hatte, das erzählt uns die Mayo Clinic im Jahr 2012 wieder *(J Alzheimers Dis. 2012; 32(2): 329).* Die Botschaft ist simpel. Von Hippokrates: »Unsere Nahrungsmittel sollten Heil-, unsere Heilmittel Nahrungsmittel sein.« Von der Mayo

Clinic, sinngemäß: »Verblödung hängt direkt von unserer Ernährung ab.«

- Kohlenhydrate machen blöd.
- Fett und Eiweiß verhindern das.

Um das zu beweisen, hat die Mayo Clinic aus 10 000 Patienten knapp 1000 ausgewählt. Allesamt gereifte Herrschaften um die 80, die in den folgenden vier Jahren beobachtet wurden. Von diesen knapp 1000 waren nach vier Jahren 200 mild verblödet oder ganz dement. Bezogen auf die Ernährung ergab sich folgendes Bild: Die leichte Verblödung entwickelte sich

- bei über 58 % Kohlenhydrate *plus* 89 %,
- bei über 35 % Fett *minus* 44 %,
- bei über 20 % Eiweiß *minus* 21%.

Falls Sie mich fragen: Ich bevorzuge *minus.* Ich bevorzuge also Eiweiß und Fett. Und Kohlenhydrate kann ich nach dieser Arbeit noch weniger leiden. Ich brauche ein rasch, zuverlässig, zackig arbeitendes Gehirn mit leichtem Zugriff in meinen Gedächtnisspeicher. Also schnell ein »So ist das!« statt ein mühseliges »Äh, ja, also, mmh, wie war das noch …«.

Bleibt nur die Frage offen: Wie schaffen es die Kohlenhydrate, uns in unserer gereiften Phase so derartig massiv zu verblöden? Geht das nicht auch ohne? Doch. Geht. Hier die Hintergründe. Was also passiert im Körper? Innen?

Was innen passiert? Zucker blockt Nervenzellen

Demenz ist eine neurodegenerative Erkrankung. Im Klartext: Die Nervenzellen im Gehirn gehen nach und nach kaputt. Die Folge sind ein schlechtes Kurzzeitgedächtnis, später dann ein kompletter Gedächtnisverlust. Typisch sind Wortfindungsstörungen, die nicht nur komplizierte Fachausdrücke betreffen, sondern auch Alltagsdinge. Zahnbürste. Regen. Spiegelei. Wie hieß das noch? Eine schreckliche Erfahrung.

Wer Alzheimer hat, bei dem verstopfen typischerweise drei Substanzen das Hirn: β-Amyloide, Tau-Proteine und AGEs.

β-Amyloide: Etwa Zwei Drittel aller Demenzen in Deutschland zählen zum Alzheimertyp. In einem Alzheimergehirn befindet sich Plaque, ein giftiges Protein der Gruppe der β-Amyloide. Problematisch für das Gehirn sind Amyloid-beta 40 (Aβ40) mit 40 aneinandergereihten Aminosäuren und Amyloid-beta 42 (Aβ42), entsprechend mit 42. Diese Proteine lagern sich zwischen den Nervenzellen ab.

Tau-Proteine: Zusätzlich stoßen die Ärzte regelmäßig auf eine weitere Veränderung, die sich innerhalb der Nervenzellen befindet. Wieder sind es Proteine, die aus der Reihe tanzen, dieses Mal heißen sie Tau-Proteine. Sie bilden Zusammenballungen und Verklumpungen in den Zellen. Wobei an der Entstehung der Tau-Proteine erst einmal nichts ungesund ist, sie werden sogar gebraucht. Jede Zelle hat ein Zellskelett, das ihr Form und Halt gibt. Tau-Proteine sind mit darin verbaut. Gibt es allerdings zu viele davon, dann bilden sich massiv störende Proteinklumpen in den Zellen: neurofibrilläre Tangles.

AGEs: In den letzten Jahren wurden außerdem AGEs (Advanced Glycation Endproducts) unter die Lupe genommen. Hier reagieren Proteine, Fettsäuren oder Nukleinsäuren unkontrolliert mit Kohlenhydraten. Völlig ungesteuert, das heißt: ohne das Zutun von Enzymen! Fruktose, Galaktose oder Glukose attackieren körpereigene Strukturen. Je höher der Blutzucker ist, je häufiger passiert das. Und je weniger Kohlenhydrate verzehrt werden, umso seltener kommt es zu der unerwünschten Reaktion.

Die AGEs stören den Betriebsablauf. Enzyme, Lipide oder Hormone können nicht mehr richtig arbeiten, die Funktionsmechanismen der Zellmembranen werden in Mitleidenschaft gezogen. Sogar die Isolierschicht der Nervenzellen (Myelinscheiden), die für die schnelle Übertragung von Nervenimpulsen sorgt, kann beschädigt werden. Insgesamt geraten essenziell wichtige Prozesse des Stoffwechsels aus dem Gleichgewicht. Zusätzlich binden AGEs an spezielle Rezeptoren der Immunzellen. Sie lösen Entzündungsreaktionen und oxidativen Stress aus.

AGE plus β-Amyloide: Die Entdeckung kommt aus Taiwan. 2015 haben Wissenschaftler hier Neues über das Zusammenspiel von AGEs und Aβ entdeckt. Sie sagen, dass durch AGEs Sauerstoffradikale entstehen, die unsere DNA zur Mehrproduktion von β-Amyloiden anregt. Das Genschalter-Prinzip! Beide Stoffe schalten außerdem p53 an.

p53 ist eines unserer mächtigsten Zellschutzproteine: Es ist in der Lage, eine defekte Zelle in den programmierten Zelltod zu schicken. Richtig verstanden: Dieses Protein vernichtet Krebs. Von innen. Ohne, dass wir überhaupt etwas davon merken.

Aber jetzt kommt's: Wird p53 fälschlicherweise angeschaltet, schickt es die falschen Zellen ins Nirwana. Und zwar: unsere gesunden Gehirnzellen. Wenn die taiwanesischen Forscher Ko, Chu, Chi, Chen und Chang richtig liegen mit ihren Beobachtungen, passiert genau das bei einer Demenz. Heißt für uns einmal mehr: Die Nudel macht uns dumm. Auf molekularmedizinisch nachvollziehbarem Wege blöd. Damit geben wir uns nicht zufrieden. Nutzen also das Wissen darüber, was innen passiert, für unseren Weg der Heilung. (*PLoS One. 2015; 10(11): e0143345*)

Fragt sich also jetzt: Wie geht das?

Omega 3 rettet das Gehirn. Bewiesen.

Ein Hebel, vielleicht der wichtigste Hebel im Kampf gegen Demenz heißt Omega 3. Dazu müssen wir wissen: In der Zeit, als sich der Mensch noch vom Jagen und Sammeln ernährt hat, lag das Verhältnis von Omega 3 zu Omega 6 in der Ernährung bei ungefähr 1 zu 1. Diese Qualität erreichen wir heute nicht mehr. Industriell hergestellte Milch und Fleisch aus Massentierhaltung bringt ein sehr viel schlechteres Ergebnis, weil die Tiere überwiegend nicht artgerecht ernährt werden und deshalb auch kein artgerechtes Gewebe aufbauen können.

Pflanzenöle bringen von Natur aus unterschiedliche Quotienten mit. Viele Jahre lang galten diese Öle zwar per se als gesund – sie sind aber nicht allein deshalb schon gesund, weil sie »pflanzlich« sind. Da gibt es große Unterschiede: Leinöl bringt das Verhältnis zustande, immerhin 1 zu 3! Olivenöl liegt bei 1 zu 8. Sonnenblumenöl – mal im Kleingedruckten gelesen, in wie vielen vermeintlich hochgesunden Bioprodukten billiges Sonnenblumenöl verarbeitet wurde? – hat ein sehr schlechtes Verhältnis von 1 zu 120. Noch schlimmer: Distelöl mit einem Omega-3- zu Omega-6-Verhältnis von 1 zu 150. Aber halt: Das Distelöl nicht einfach wegschütten. Es enthält viel Vitamin A und Vitamin E. Es kommt also auch hier wieder auf das gesunde Maß und die gesunde Mischung an.

Die gute Nachricht: Ein hoher Omega-3-Spiegel ist machbar. Und wird ein bereits von AGEs und Aβ, von oxidativem Stress und verklumpten innerzellulären Proteinanhäufungen in Mitleidenschaft gezogenes Gehirn mit Omega-3-Fettsäuren verwöhnt, geschieht Heilung von innen. Und zwar gleich dreifach:

1. Omega 3 regt das Zellwachstum an

Die frisch zur Verfügung stehenden Omega-3-Fettsäuren werden in die Zellmembranen bereits existierender Nervenzellen eingebaut. Sie machen die Membran unter anderem sensibler für Neurotransmitter: So kann mehr Serotonin an der Nervenzelle andocken. Serotonin bringt eine ganze Reihe weiterer Mechanismen in Gang. Für uns vor allem interessant ist, dass Serotonin neue Nervenzellen sprießen lässt.

2. Omega 3 hemmt Entzündungen

Die Omega-3-Fettsäure EPA verringert die Bildung von entzündungsfördernden Zytokinen. Diese regulieren wiederum das Zellwachstum. Liegen weniger Entzündungsmoleküle vor, wachsen mehr neue Zellen. Außerdem aktivieren Omega-3-Fettsäuren sogenannte Neurotrophine, das sind Moleküle, die das Wachstum und das Überleben von Nervenzellen positiv beeinflussen. (*DOI: Neurosci Lett. 2007;415(2):154-158*)

3. Schädliches Aβ wird abgebaut

Wird der Omega-3-Fettsäurespiegel im Gehirn erhöht, dann kann die Belastung durch die gefährlichen Plaques deutlich verringert werden. Wie genau dieser Wirkmechanismus abläuft, ist bisher nicht abschließend aufgeklärt. Aber er funktioniert – und das ist eindeutig bewiesen. Und darauf kommt es in der Praxis an.

SCHON GEWUSST?

Geringe Dosis, große Wirkung

Einem traurig niedrigen Omega-3-Index nach oben zu verhelfen ist recht einfach. In einer Studie an 57 gesunden Probanden konnte ein Anstieg von durchschnittlich 4,7 Prozent Omega 3 auf 11,6 Prozent durch die tägliche Gabe von nur zwei Gramm Omega 3 über 20 Wochen erreicht werden. Liegt der Index hoch, können sich neue Nervenzellen, neue gut gebaute Zellen für das Herz und alle möglichen weiteren Zelltypen bilden. Steigt der Index über 11 Prozent (der Normalbereich liegt bei 8 bis 11 Prozent), wird wahrscheinlich nichts gewonnen, keine weiteren gesundheitlichen Vorteile sind bislang bekannt. In meiner Praxis arbeiten wir mit einer höheren Dosis, um die erwünschte Wirkung nicht erst nach 20 Wochen zu erleben. Sondern möglichst schnell. (*Prev Med. 2004;39(1):212-220*)

Demenz rückläufig

Seit einiger Zeit kommen immer mehr auch junge, körperlich fitte und oft hochgebildete Menschen in meine Praxis. Erfolgreiche Menschen, die große Angst davor haben, an Demenz zu erkranken. Menschen ohne Risikofaktoren wie Bluthochdruck, Übergewicht oder geringe geistige Betätigung. Und berichten dann Folgendes:

»Herr Doktor, ich habe solche Angst, mein Gedächtnis könnte nachlassen. Was ist dann mit meinem Job? Ich bin Juristin. Ich kann meinen Job nicht bewältigen, wenn mein Gehirn nicht mehr richtig funktioniert …«

Hatte ich schon verraten, dass Angst das Gehirn blockieren kann? Blöd machen kann? Um die Angst zu nehmen, hier harte Fakten zur globalen Entwicklung der Demenz. Weil die Menschen zumindest im Westen immer älter werden, weil sie gleichzeitig immer dicker werden und zunehmend unter Diabetes Typ 2 und Herz-Kreislauf-Krankheiten leiden, hatten wir eine grassierende Verbreitung von Demenz befürchtet. Millionen dementer Menschen, Pflegenotstand. Medienthema. Entwarnung: Es ist genau das Gegenteil passiert. Eine US-amerikanische Studie hat gerade eine insgesamt fallende Zahl von Demenzerkrankungen ans Licht gebracht. Die Wissenschaftler um Kenneth Langa von der University of Michigan in Ann Arbor berichten, dass der Anteil an Demenzkranken zwischen 2000 und 2012 von knapp zwölf auf rund neun Prozent gesunken ist. Wie ist der Rückgang zu erklären? Erstens ist insgesamt die Bildung gestiegen, und Bildung ist ein gutes Mittel gegen den Verfall des Oberstübchens. Zweitens werden Herz-Kreislauf-Erkrankungen erfolgreicher behandelt als in der Vergangenheit. Ich meine, dass mit den neuen Insulin-Pumpensystemen heute auch Diabetes präziser eingestellt werden kann als jemals zuvor.

Bildung macht den Unterschied

Zurück zu »die Bildung ist gestiegen«. Was das mit Alzheimer zu tun hat, wurde gerade kürzlich in einem recht morbiden Versuch unter die Lupe genommen. Ein Team um Aras Rezvanian von der Northwestern University in Chicago hat sich die Gehirne von acht kürzlich verstorbenen Superagern einmal genauer angeschaut. Wobei »Superager« solche Menschen sind, die in Gedächtnistests so gut abschneiden wie durchschnittliche 50-Jährige. Aber schon älter als 90 Jahre sind! Das Team aus Chicago wollte jedenfalls wissen, wie das Gehirn aussieht, wenn es auch im hohen Alter noch funktioniert.

Überraschung: In zwei Fällen sah es überhaupt nicht gut aus. Die Dichte und Verteilung von Amyloidplaques und Tau-Fibrillen waren so massiv wie sonst bei schwersten Alzheimerfällen. Was war da los?

Rezvanian und Kollegen meinen, dass die Ablagerungen vielleicht gar nicht die Ursache für die schleichende Demenz sind, sondern nur ein Begleitphänomen. Vielleicht eine normale Alterserscheinung. Die Bekämpfung der Plaque wäre dann wirkungslos.

Interessanterweise hatten die beiden Superager in Hippocampus und Frontalkortex allen Ablagerungen zum Trotz immer noch wesentlich mehr funktionierende Neurone als Alzheimerpatienten. Vielleicht, so die Spekulation der Forscher, weil sie während ihres Lebens derartig viele Neurone im Hirn verschaltet haben, dass sie den altersbedingten Verlust locker ausgleichen konnten. Mit Bildung!

No Carb. NEM. Meditation. Sport.

Seit 2014 wissen wir, dass Demenz sich erstens verhindern und zweitens zurückdrehen lässt. Ein Ergebnis aus der UCLA, meiner Universität in Los Angeles. Beforscht wurde keine Pille, sondern ein »therapeutisches System«. Schwant Ihnen da etwas? Es schwant richtig …

Mit dem Programm wurden bisher neun von zehn Patienten geheilt. Waren wieder arbeitsfähig. Was ist das für ein Programm?

- No Carb, dafür Gemüse, Obst, Fisch.
- Yoga. Meditation. Täglich.
- 30 Minuten Sport pro Tag.
- Vitamine (NEM).

Das war's. Alzheimer rückläufig! Demenz rückläufig! Dahinter steht keine teuer beforschte Pille der Pharmaindustrie. Sondern pure Epigenetik. Ein Gedanke, mit dem wir seit 25 Jahren arbeiten.

Heilung passiert von innen. Auch bei Adipositas, auch bei Diabetes, auch bei Demenz. Und auch bei einer weiteren Geißel des Wohlstandsmenschen: auch bei Depression.

Schluss mit Depression, Angst und Panik

In die Praxis kommt ein Jungunternehmer. Er trägt die Verantwortung für viele Angestellte, für eine Familie mit drei Kindern. Eine hohe Last, zu hoch über lange Phasen, dazu die Angst vor dem Krebs in der Familie: All das hatte schon zum Burn-out geführt. Seither Psychopharmaka. Jetzt besucht er mich wegen anhaltender Panikattacken. Angststörung. Daneben Allergien, Ekzeme. Alles ja angeblich unheilbar. Angeblich.

Wir messen Blutwerte. Der Unternehmer bekommt einen ausführlichen Einnahmeplan. Setzt den Plan präzise um und kommt ein Jahr später zur Kontrolle. Ein völlig anderer Mensch.

Es ginge ihm gut, sagt er. Es ginge ihm sogar sehr gut. Er habe keinerlei Panik mehr, keine Angststörung. Psychopharmaka brauche er nicht mehr. Wissen Sie, was er jetzt für Sorgen hat? Graue Haare …

Ja, da dürfen Sie mitlächeln. Manchmal bekommen Sie das Leben im Zeitraffer vorgeführt. Von ganz unten nach ganz oben. Aus der Hölle in den Himmel. Also genau das, was klein Hänschen erträumt und was uns in den bunten Magazinen so gerne vorgespielt wird. Dass es das in der Realität gibt? Ja, gibt es. Klar: ein Einzelfall. Aber warum eigentlich? Dieser Weg der Heilung steht doch jedem offen.

Depression betrifft aktuell 121 Millionen Menschen weltweit. Die Betroffenen leiden schwer daran. Leiden dürfen Sie wörtlich nehmen: Da geht nichts mehr. Die Menschen wollen, haben aber nicht die nötige innere Energie. Das innere Gefühl der Sinnlosigkeit frisst Stück für Stück die Seele auf. Überdruss macht sich breit. Irgendwann sogar Überdruss am Überdrüssigsein. Unbehandelt kann eine schwere Depression zum Suizid führen. Also: ernst nehmen!

Depressionen können kommen und gehen. Die Wahrscheinlichkeit, im Laufe des Lebens einmal in das schwarze Loch der Depression zu fallen, liegt laut Deutscher Gesellschaft für Psychiatrie, Psychotherapie und Nervenheilkunde (DGPPN) bei 16 bis 20 Prozent.

Zwischen dem Jahr 2000 und 2010 hat sich die Zahl der Menschen verdoppelt, die wegen einer Depression in die Klinik mussten (Barmer-GEK). Passend dazu hat sich auch die Zahl der verschriebenen Antidepressiva verdoppelt. Was ist da los? Darüber sind sich die Experten nicht einig. Die einen sehen den täglichen Selbstoptimierungswahnsinn und den hohen Erfolgsdruck unserer Zeit als Grund. Die anderen vermuten, dass Ärzte und Patienten heute einfach häufiger zu dieser Art von Diagnose kommen: Depression. Lieber noch Burn-out, das klingt heldenhafter, nicht so nach Krankheit, eher nach »Tank leer«.

Molekularmediziner sehen einen Grund in den aktuellen Ernährungsmoden: Strenger Vegetarismus, streng vegane Ernährung führen in vielen Fällen eben doch zu einem gravierenden Mangel an Eiweiß, an Omega 3, an Eisen und lebenswichtigen Vitaminen. Und zu einem zu hohen Verbrauch von vermeintlich »guten« (fast könnte man sagen »lieben«) Kohlenhydraten in Pasta, Pizza und Co. Beides – der wirklich gravierende Vitalstoffmangel und die vielen Kohlenhydrate – führen in die Depression.

Grund dafür ist gerade NICHT, dass die Seele irgendwie aus dem Gleichgewicht geraten ist. Deshalb helfen auch Yoga, Erleuchtungsseminare und Verhaltenstherapie nicht. Falscher Hebel! Der Seele geht es eigentlich gut – oft sind lediglich die Körpermoleküle verrutscht. Geben wir dem Körper zurück, was er dringend braucht, kommt auch das Glück zurück. Wenn in Kliniken Lithium verschrieben wird, steht genau dieser Gedanke dahinter. Lithium! Eine sehr richtige Idee.

Bei allem Verständnis dafür, dass auch die Seele Zuspruch braucht: Zuerst kommt knallharte Molekularmedizin. Das heißt Blutwerte in Ordnung bringen. Wenn die Blutwerte wieder stimmen, stimmt auch der Mensch. Das ist die Basis. Für die Seele tun wir gerne auch noch etwas. Gerne auch parallel. Immer zusätzlich. Aber nie ausschließlich. Bisher scheint's doch recht gut zu klappen. Zu sehen an folgendem Beispiel:

»Ich war vor 1,5 Jahren bei Ihnen in der Praxis. Es ging mir wirklich schlecht. Ich dachte und ich bekam es von meinem Hausarzt und der Amtsärztin bestätigt: Burn-out. Mein Zustand: Ständig krank, Gebärmutterentzündung, Augenentzündung, Herpes, Grippe, Nackenschmerzen, Schlaflosigkeit, kraft- und antriebslos.
Dann hat mir eine Freundin ein Buch von Ihnen gegeben und mir auch gleich einen Termin in Ihrer Praxis gemacht. Ich habe meine Ernährung umgestellt und weitere Bücher gelesen. Arbeiten, Joggen, Yoga oder Französischkurs – das geht jetzt alles wieder! Die Kraft ist wieder da! Mein Zustand heute: Fröhlich, energiegeladen, seit 1,5 Jahren kein Herpes, kein Virus ... einfach gar nichts! Letzte Woche habe ich mal wieder an einem Laufwettkampf teilgenommen, so wie früher. Ich habe Energie für die Arbeit und mein Leben, meine Kinder, meine Freunde, für all meine Hobbys. DANKE für Ihren Satz: Das kriegen wir hin! Es geht mir heute blendend. Was bitte ist ein Burn-out?«

Vererbtes Trauma

Ein schwieriges Thema, ein heikles Thema, dennoch heute wieder sehr wichtig. Ich sage nur: Flüchtlinge. Also los:

Eine junge Frau. Hochintelligent, gebildet, kreativ. Lebte als Kind im sonnigen Süddeutschland, dann einige Jahre im sonnigen Süden der USA, dann wieder in Süddeutschland. Sehr viel Tanzsport, gesunde Ernährung, Yoga, alles richtig gemacht. Und doch immer wieder: seelische Abstürze, Angst, seit Jahren Ärger mit dem Reizdarm.

Frage ich mich: Wie kann das sein? Und erfahre fast beiläufig: Der Großvater war im KZ. Überlebte mit knapper Not. Wurde sogar recht alt. Beide Töchter aber: chronisch krank. Und so die Enkeltöchter.

Erst seit kurzem wissen wir: Traumatische Erfahrungen führen zu epigenetischen Veränderungen bei den nachfolgenden Generationen. Eine Schlüsselrolle spielen Veränderungen im Gen FKBP5, das zuständig ist für die Verarbeitung von Stress.

Dazu gibt es eine spannende Studie: Ein internationales Team unter der Leitung von Rachel Yehuda (Mount Sinai Hospital in New York) und unter Beteiligung von Elisabeth Binder (Max-Planck-Institut für Psychiatrie in München), hat die Gene von 32 jüdischen Personen untersucht, die während des Zweiten Weltkriegs in einem Konzentrationslager gefangen waren, gefoltert wurden oder sich verstecken mussten. Im nächsten Schritt wurden die Gene von deren Kindern untersucht. Verglichen wurde das Ergebnis mit jüdischen Familien, die die Zeit der Verfolgung im Zweiten Weltkrieg nicht in Europa miterlebt haben, sondern woanders wohnten.

»Die epigenetischen Veränderungen bei den Kindern scheinen nicht durch deren eigene Erfahrungen in der Kindheit verursacht worden zu sein, sondern können tatsächlich nur durch das Holocaust-Erleben der Eltern erklärt werden«, kommentiert Rachel Yehuda ihre Ergebnisse. (*Biol Psychiatry. 2016;80(5):372-380*)

Frage ich mich: Was ist mit der jetzt lebenden Generation, die ihre Kindheit zwar nicht im KZ verbracht hat, aber doch voller Angst in Bunkern? Versteckt im Wald? Was ist mit denen, die sich heute in schlechten Booten über das Mittelmeer kämpfen? Die knapp vor dem Ertrinken gerettet wurden? Das sind traumatische Erlebnisse. Und da bleibt offenbar etwas zurück! Umso wichtiger für meine Generation, für die Kinder und Enkel meiner Generation, umso wichtiger für die Verfolgten heute zu wissen, dass trotz allem Heilung möglich ist. Immer: Trotz allem! Das Leben ist kein Wellnessurlaub, für niemanden. Gut zu wissen, dass wir gewappnet sind, das zu ertragen. Und mehr noch: Trotz allem immer wieder glücklich zu sein. Unser

Innenleben macht das möglich. Und unser einzigartiger Zusammenhalt. Die menschliche Fähigkeit zur Kooperation. Fällt mir der eigenwillige, der störrische Martin Luther ein – sein 26. Satz zum Thema Freiheit:

> **»Denn der Mensch lebt nicht allein in seinem Leib, sondern auch unter anderen Menschen auf Erden.«**

So hoch ich die Bedeutung der Blutwerte auch einschätze: Das gilt es, nicht zu vergessen. Der Mensch ist keine Kapsel. Und gerade derjenige, der mit Depression, Angst und Panik zu tun hat, sollte immer mal nach außen gucken. Da ist ja noch wer, der sich kümmert! Der aus lauter »Liebe und Lust (…) ein freies, williges, fröhliches Leben« wählt, »den Nächsten umsonst zu lieben« (27. Satz, Luther!).

Was innen passiert? Glückshormone fehlen

Paul Greengard ist in der Öffentlichkeit kaum bekannt. In der Welt der Wissenschaft schon. 2000 erhielt er den Nobelpreis für Medizin für seine Arbeit über die Wirkungsmechanismen von Neurotransmittern. Genau an dieser Informationsübertragung hapert es bei den Menschen, die in das schwarze Loch der Depression gerutscht sind.

Serotonin wirkt nur mit p11

Die von Greengard und seinem Team gefundene Zauberformel heißt p11. Eigentlich keine Zauberformel, sondern der Name eines Proteins. Ein Molekül, das Patienten mit Depression viel zu wenig haben. Mit unangenehmen Folgen: Zu wenig p11 heißt zu wenig 1B-Rezeptoren. Die aber sind in besonderem Maß für die Vermittlung von Gemütsregungen verantwortlich. Zu wenig 1B heißt, Serotonin bleibt auf der Strecke. Zu wenig 1B-Rezeptoren heißt deshalb Depression, Zwangsstörungen, Abhängigkeiten, Angst und sogar Aggression (*www.aerzteblatt.de/archiv/50949*).

Wie aber kann die p11-Produktion abstürzen? Dahinter steht der Absturz eines weiteren Systems. In unserem Gehirn wirkt ein Wachstumsfaktor namens BDNF Wunder. Der Name stammt von seiner Funktion: brain-derived neurotrophic factor. Wie bei vielen anderen Wachstumsfaktoren bricht die Produktion bei BDNF ein … bei Stress. Und bei Entzündung (*Nat Rev Neurosci. 2013;14(10):673-80*). Depression hat immer auch zu tun mit Entzündung: Wie gerufen kommt eine Arbeit in *JAMA Psych.*, in welcher Wissenschaftler der Uni Toronto zeigen, dass bei schweren Depressionen entzündliche Prozesse im Gehirn vorliegen. Bewiesen mit einem Emissionstomographen (PET): Bei Depressiven fand sich eine entzündliche Aktivierung der Immunzellen der Mikroglia, das ist das Gewebe zwischen den Nervenzellen.

Kurz: Zu wenig BDNF heißt zu wenig p11. Zu wenig p11 heißt zu wenig Serotonin Rezeptoren. Heißt Stimmung im Keller.

Ein Team des weltbekannten Karolinska-Institutes in Stockholm hat ebenfalls p11 ins Visier genommen. Liegt p11 nur in reduzierter Menge vor, ist der Abschnitt der DNA, der die Bauanleitungen für dieses Protein beinhaltet, stärker methyliert. Das heißt, die DNA ist an dieser Stelle zugepackt mit Methylgruppen und weiteren Proteinen, da kommt kein DNA-Ablesemechanismus mehr ran. Das ist die gute Nachricht für uns: Wie jede Methylierung ist sie veränderbar. Genetisch korrekte Ernährung, Sport, Meditation räumen die zugepackte DNA wieder frei. (*Int J Neuropsychopharmacol. 2012; 15(5):669-679*)

Greengard geht übrigens davon aus, dass Neurotransmitter nicht nur an den Rezeptoren wirken, sondern dass sie danach in die Zelle einwandern, ganz tief, bis ins Zellinnere. Dort wirken sie als Genschalter. Je mehr Neurotransmitter in das Zellinnere einwandern, umso mehr neue Rezeptoren werden gebildet, umso besser wird die Stimmung. Das ist die Aufwärtsspirale, die wir gesucht haben. Das ist Epigenetik.

Noch einmal: Stress macht den Stoffwechsel kaputt. Auch im Gehirn. Kohlenhydrate machen den Stoffwechsel kaputt: Zu viele Carbs in Verbindung mit zu wenig gutem Omega stressen die Zellen, führen zu Entzündung. Also weg damit. Und her mit den Vitalstoffen. Dann passiert das Wunder:

»Seit 2012 habe ich mit Umstellung auf proteinreiche, kohlenhydratarme Ernährung schon 20 Kilo Gewicht abgenommen. Supplementiere jetzt Magnesium, Vitamin B_6, Niacin, Vitamin B_{12}, Zink, Vitamin C, Omega 3, Vitamin D, Eisen, Jod, Chrom. Habe dadurch seit 10 Tagen keine Stressattacken mehr. Damit meine ich starke Erschöpfungszustände tagsüber, was in den letzten Jahren oft mehrmals pro Woche vorkam und zu vier Klinikaufenthalten seit 2013 beigetragen hat. Neuerdings also Besserung der depressiven Symptome und Antriebslosigkeit. Offenbar litt ich an starkem Vitalstoffmangel!«

Da kann ich nur sagen: Offenbar! Depression hat mit Gefühlszuständen zu tun. Ja. Aber Gefühl steht in direktem Zusammenhang mit unsrem Innen. Mit unseren Molekülen. Glück ist ein schönes Gefühl. Glück ist aber auch Serotonin. Ohne passiert's einfach nicht.

P11 ankurbeln mit Sport

Ausdauersport und Kraftsport aktivieren Wachstumshormone. Und alles spricht dafür, dass die auch die Produktion des Wunderproteins p11 ankurbeln und damit auch die Produktion von 1B-Serotoninrezeptoren. Die Anstrengung selbst regt den gesamten Kreislauf an. Der Kreislauf transportiert mehr Blut ins Gehirn – und mit dem Blut auch mehr Aminosäuren wie zum Beispiel Tryptophan. Wesentlich! Denn nur mit Tryptophan gelingt die Produktion von Glück: Serotonin. Dann führt Glück zu noch mehr Glück: Serotonin dringt in die Nervenzellen ein, wirkt als Genschalter und bringt die Zellen dazu, noch mehr Serotoninrezeptoren zu bilden. Wer hat, dem wird gegeben!

Stress runter, Glück rauf

Meditation bringt Abstand. Immer wieder. Hier ein wirklich aufregender Bericht, der mich per Mail erreichte:

»Als ich vor 15 Jahren zu laufen begann, war ich 26 und total alt. Heute bin ich topfit und glücklich. Mit den Jahren entwickelte sich eine höllische Depression mit kalter Angst. Als Folge begann ich zu trinken, zu kiffen und Benzos zu schlucken. Das hatte wiederum eine dilatative Kardiomyopathie und chronischen Reizdarm zur Folge.«

Oha! Drogen machen krank. Das wissen wir Gesunde oft gar nicht. Und die Betroffenen auch nicht, bis es sie kalt erwischt. Eine dilatative Kardiomyopathie ist eine Vergrößerung bestimmter Bereiche der Herzmuskulatur, die Folge ist eine verminderte Herzleistung. Das macht uralt: null Belastbarkeit. Keine Luft mehr. Wasser in den Beinen. Das Herz versagt. Abhilfe? Sagt jede Klinik: Hinsetzen und Tabletten schlucken. Die Jahre durchleiden. Dieser junge Mann aber ahnte was. Der war vorher schon gelaufen, da hatte es schon Klick gemacht. Das hat ihm das Leben gerettet:

»Durch kohlenhydratarme Ernährung, viel Laufen, Krafttraining und Meditation bin ich nun schon seit einigen Jahren beschwerdefrei. Natürlich auch durch sinnvoll eingesetzte Nahrungsergänzung. Nur mein Kardiologe, selbst Marathonläufer, ist nach jeder Untersuchung sauer auf mich, weil ich fitter bin als er. Nach meinem langen Lauf samstags bin ich tagelang doppelt so glücklich.«

Hier wurde eine lebensgefährliche Krankheit überwunden mit einem überaus einfachen Rezept: Dem Körper die Vitalstoffe geben, die er zur Regeneration und zum simplen Funktionieren braucht. Dem Körper den Auslauf geben, der den Stoffwechsel in Schwung hält. Und der Seele Flügel verleihen. Eine präzise Gebrauchsanleitung. Ein erfolgreiches Therapieschema. Nur, dass auf dem Arztschreibtisch immer schon der Notizblock der Pharmamarke liegt und im Wartezimmer schon der nächste Pharmareferent wartet. Ein Rezept für Vitalstoffe, Laufen und ruhig Hinsetzen, das stellt eben keiner aus.

Stress runter heißt: Adrenalin runter. Wo weniger Stresshormon zu verarbeiten ist, da verschwinden auch die Rezeptoren, die genau darauf spezialisiert sind. Gehen wir tiefer rein in die Zellen, bis in den Zellkern, bis zur DNA. Unter Stress wird DNA vollgepackt mit Methylgruppen – das legt die Kommandozentrale lahm. Geht der Stress runter, kann sich die DNA von den angelagerten Klumpen befreien, kann wieder p11-Bauanleitungen rausgeben, kann für mehr Serotonin-Aufnahmestellen sorgen. Und so für mehr Glück. Eigentlich ganz einfach. Weniger Stress heißt mehr Glück.

Das ist es also, was innen passiert. Im Körper. Schauen wir jetzt, wie diese Erkenntnisse zu nutzen sind auf dem Weg der Heilung.

Und das Glück kommt zurück. Bewiesen.

Wir alle haben ja inzwischen verstanden, dass es nicht um Bewegung per se geht. Um das apodiktische, unbedingte »Lauf um dein Leben« geht es auch, klar, darum geht es aber im Vordergrund. Im Hintergrund läuft ein anderes, ein viel existenzielleres Programm ab. In Wahrheit geht es um Energie. Um inneren Antrieb. Um intrinsische Motivation. Um das Sich-leicht-aufraffen-Können. Stichwort »innerer Schweinehund«. Genau der hindert uns ja am glücklichen Leben.

Wundermittel Tryptophan

Soeben bekomme ich eine Mail aus der Schweiz mit dem Schlüsselsatz:

> *»Ich habe den Drang, Sport zu treiben, bis es mich umhaut. So etwas habe ich in meinen 54 Lebensjahren noch nie erlebt.«*

Das ist es. Das ist die Lösung. Nicht die Überwindung zum Sport, die Qual, die eiserne Disziplinierung. Das ist old school. Es geht um die Lust! Fragt sich also: Wie kriege ich die Lust, woher kommt der Drang?

Ich zitiere die Mail in aller Ausführlichkeit. Natürlich ein Einzelfall. Aber molekularmedizinisch nachvollziehbar:

> *»Ich nehme seit einigen Wochen regelmäßig Tryptophan, und was dieses Mittel bei mir ausgelöst hat, ist unglaublich. Ich habe mich gerade von einer Depression im Herbst erholt. Seitdem ich das Mittel auf Empfehlung meines Schwagers (der auch Arzt ist) nehme, brauche ich weniger Schlaf, bin immer supergelaunt, bin supereffizient am Arbeitsplatz und habe den Drang, Sport zu treiben, bis es mich umhaut. So etwas habe ich in meinen 54 Lebensjahren noch nie erlebt. Ich bin 100 Prozent überzeugt, dass dies dem Wundermittel Tryptophan zuzuschreiben ist.«*

Ja. Das ist ein Weg. Nachweislich. Sich zu lösen aus Depression, sich zu lösen aus den Problemen des Alltags, in deren Schwärze wir gewöhnlich versinken, sich zu erheben, Abstand zu nehmen, souverän zu werden. Genau das ist Tryptophan. Sprich Serotonin. Dieser geheimnisvolle Botenstoff auch in Ihrem Gehirn.

Tryptophan ist übrigens die seltenste Aminosäure in der Natur. Sie wird von sieben weiteren sogenannten großen Aminosäuren am Übertritt ins Gehirn behindert. Hat Tryptophan den Weg ins Gehirn gefunden, bleibt der Weg zum Glück steinig. Denn für den Umbau von Tryptophan in Serotonin wird Zink benötigt. Zink geht bei jedem Infekt in den Keller. Deshalb sind die Zinkwerte typischerweise zu niedrig.

Mit Zink zurück zum Glück

Bemerkenswert ehrlich beginnt eine Studie aus der Psychiatrie, Uni Krakau, Polen. Sie beginnt sinngemäß mit den Worten: »Eines der Hauptprobleme in der Therapie einer Depression ist die beschränkte Wirksamkeit von Antidepressiva. Nur etwa 50 Prozent der behandelten Patienten spricht wie erwünscht an. Kommt hinzu, dass die hierfür erforderliche Dosis oft viele unerwünschte Nebenwirkungen hat.«

Da schrecke ich auf: Nur 50 Prozent? Und dann fast sicher unschöne Nebenwirkungen? Was soll das Ganze? Wissen die Verfasser natürlich auch. Und die machen einen unüblichen Vorschlag: Könnte man nicht diese chemische Behandlung durch natürliche Mittel verstärken? Unterstützen? Erst wirksam werden lassen? Muss ich lächeln. Die zäumen das Pferd natürlich von der falschen Seite auf. Die fangen erst mit der Chemie an, merken, dass die versagt, und suchen dann Hilfe in der Natur. Natur heißt hier übrigens **Zink**.

Die Krakauer Forscher zeigen doch tatsächlich in der Studie, dass Zink, 25 Milligramm, den Effekt von Psychopharmaka (hier Imipramine) verstärkt und beschleunigt. Ein höchst erwünschter Effekt! Der sich besonders positiv auswirkt bei Patienten, die vorher auf verschiedene andere Psychopharmaka überhaupt nicht angesprochen haben. Die man also gar nicht rausholen konnte aus der Depression, zumindest nicht mit Pillen. Nun: Bei denen würde Zink jetzt plötzlich die Wirkung der chemischen Pille ermöglichen.

Da könnte man doch, denke ich mir, auf die Idee kommen, einfach nur Zink zu geben. Um zu gucken, was dann passiert. Jeder Physiker würde in seiner Testreihe so vorgehen! Nicht aber der klassisch ausgebildete Mediziner. Der stellt die Pille in den Mittelpunkt und baut seinen Versuchsaufbau drumherum. Medizinische Forschung beginnt hierzulande nun einmal mit der Pharmaindustrie. Das ist die Basis. Zink höchstens obendrauf. Anderes Denken ist nicht möglich.

Erinnern wir uns kurz an die Entdeckung, dass aus gegessenem Tryptophan – eine Aminosäure, reine Natur – erst mit genügend Zink das gewünschte Serotonin entstehen kann. Dass logischerweise also Zink ein sehr starkes Antidepressivum sein muss. Ich meine: Ohne zusätzliche Pille. Dass es schlussendlich um möglichst viel Serotonin im Gehirn geht, darüber sind sich doch alle einig.

Apropos »gegessenes Tryptophan«: Diese Aminosäure ist enthalten in Tofu, in Cashewkernen, in Ei und Walnüssen. Natürlich auch in Proteindrinks und in den Tryptophan-Kapseln aus der Apotheke.

Es geht auch mit Johanniskraut

Heilung von innen, das heißt in erster Linie Heilung mit Vitalstoffen. Es kann aber auch heißen: Heilung mit Wunderstoffen aus dem Garten. Klingt jetzt ein bisschen nach Hildegard von Bingen – aber so what? Wenn's doch hilft!

Johanniskraut hilft gegen Depression. Bekannt. Weshalb bekommen Sie's dann nicht? Weshalb verschreibt man Ihnen »Citalopram 20 mg?« Ein chemisches Mittel mit den üblichen Nebenwirkungen. Citalopram ist gängig. Eines der am häufigsten verschriebenen Mittel. Aber ist das, was viele machen, auch automatisch das Richtige? Gerade nicht. Tatsächlich spricht eine Vergleichsstudie zwischen Johanniskraut und Citalopram dafür, radikal umzudenken.

Blick in die Studie: Recht sorgfältig gemacht. Also doppelblind, randomisiert und placebokontrolliert. Saubere Statistik. Das Ergebnis der Studie? Besserung der Depression oder gar Heilung:

- nach Johanniskraut 54 Prozent
- nach Citalopram 56 Prozent

Also im Prinzip gleich. Weshalb bekommen Sie dann nicht das doch wohl harmlosere Johanniskraut? Schauen wir uns der Vollständigkeit halber die Nebenwirkungen an:

- nach Johanniskraut 17 Prozent
- nach Citalopram 53 Prozent

Nochmal: Warum in aller Welt bekommen Sie dann nicht das offensichtlich viel harmlosere Johanniskraut? Ich werde bei solchen Zahlen immer sehr, sehr nachdenklich. (*Pharmacopsychiatry. 2006;39(2):66-75*)

Zum Glück haben wir einen Schlüssel gegen Depression, gegen Angst und Panik in der Hand. Epigenetik. Heilung von innen. Funktioniert auch bei Reizdarm.

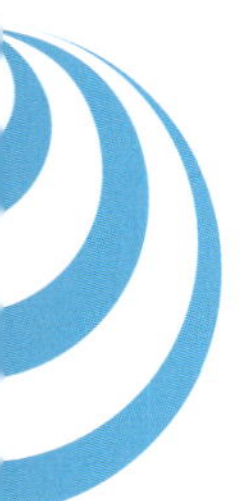

Wenn der Reizdarm endlich Ruhe gibt

Immer wieder Bauchschmerzen, plötzlicher Durchfall – oft in den unmöglichsten Situationen –, quälende Verstopfung und peinliche Blähungen. All diese Symptome werden unter dem Stichwort Reizdarm zusammengefasst.

Nur durch die Arztbrille betrachtet ist ein Reizdarm überhaupt nicht gefährlich. Auch die Befürchtung vieler Betroffener, ein Reizdarm könne sich zu Darmkrebs entwickeln, ist unbegründet. Beide Krankheiten haben nichts miteinander zu tun. Durch die Brille der Betroffenen betrachtet zählt ein Reizdarm zu den besonders unangenehmen Erfahrungen. Einerseits wegen der ständigen Bauchschmerzen, andererseits wegen des peinlichen Gefühls:

»Kann ich diese Einladung annehmen, oder verbringe ich den Abend dann doch wieder auf der Toilette?« »Kann ich heute überhaupt zur Arbeit gehen, oder wird das wegen der Blähungen zu peinlich?«

Viele Betroffene drehen sich gedanklich nur noch um den Bauch, den Darm, den Stuhlgang und natürlich um das Essen. Was kann ich? Was darf ich? Was sollte ich? Kapseln sich von echten Freunden ab, fixieren sich in Internetforen zusammen mit anderen Betroffenen auf ihr Leiden, rennen von Arzt zu Arzt, absolvieren Test um Test. In der Hoffnung, es sei vielleicht doch nur eine Lebensmittelunverträglichkeit. Eine Allergie. Was sich oft eben nicht bestätigt. Also alles nur Einbildung?

Überhaupt nicht. Schätzungen zufolge leiden rund 15 Prozent der Bevölkerung in Deutschland an einem akuten Reizdarmsyndrom. Weil viele Betroffene damit gar nicht zum Arzt gehen (zu peinlich!), gibt es möglicherweise eine hohe Dunkelziffer. Im Allgemeinen gilt ein Reizdarmsyndrom als nicht heilbar. Im Einzelfall erlebe ich allerdings etwas ganz anderes. Bitte mitlesen:

»Der Reizdarm, der meine Frau seit 20 Jahren oder noch länger quälte, meldet sich gar nicht mehr. Keine Bauchschmerzen, regelmäßiger Stuhlgang. Ganz einfach keine Probleme. Alle Schlaf- und Beruhigungsmittel sind abgesetzt. Sie schläft sehr gut mit 3 bis 5 Tabletten Tryptophan. Ihren Allgemeinzustand bezeichnet meine Frau so: ›Es ist ein Wunder geschehen. Ich bin wie neugeboren. Herzrhythmusstörungen (seit Jahren Herzschrittmacher!), Blutdruckschwankungen, Unwohlsein gehören der Vergangenheit an.‹«

Da strahlt der Doktor. Also ich. Leicht verständlich: Wer seinen Mitmenschen zu Gefühlen wie »bin wie neugeboren« verhelfen darf, der schenkt nicht nur etwas, der bekommt auch selbst etwas geschenkt. Das Glück, helfen zu dürfen. Übrigens ist es bei Herzrhythmusstörungen immer ratsam, nicht gleich den Herzschrittmacher anzuschließen. Sondern erst einmal nachzumessen! Doch zurück zum Darm. Sowohl im Forum unter *www.strunz.com* als auch auf der Facebookseite ist der Darm ein immer wieder heiß diskutiertes Feuchtgebiet:

»Hallo Nadine, mir ist vor Jahren auch ein Reizdarm diagnostiziert worden. O-Ton: ›Damit müssen Sie halt leben.‹ Bei mir funktioniert ganz klar eine kohlenhydratarme Ernährung bei ca. 70–75 g Kohlenhydraten höchstens. Weniger ist noch besser, aber ehrlich gesagt, ist mir dann persönlich die Obstmenge zu niedrig. Eine ordentliche Portion gute Fette ist dabei auch nicht zu verachten. Wenn ich mich daran halte, kann ich sogar ordentliche Mengen an Rohkost gut verdauen. Ich hoffe, das hilft.«

Heißt für mich: Gut, dass Sie so gut Bescheid wissen. Es geht doch!

Was innen passiert? Viel zu viel!

Zwischen Darm und Gehirn findet ein reger Informationsaustausch statt. Die Neurotransmitter Serotonin und Dopamin sowie Noradrenalin regeln die Funktionen im Darm. Besonders Serotonin ist für eine regelmäßige Darmbewegung sowie für Schmerzwahrnehmungen mitverantwortlich. Die Stimmung kann sofort auf den Darm schlagen. Vielen von Ihnen ist das bestimmt bekannt. Man grübelt ununterbrochen, weiß einfach nicht mehr weiter – peinliche Blähungen. Oder etwas ist sehr aufregend, beängstigend – Durchfall. Schon mal gehört: »Da habe ich mir fast vor Angst in die Hose gemacht.« Das kann einem immer wieder passieren. Kein Witz.

Hyperaktive Zellen

Was ist aber los im Darm, wenn wir es mit einem Reizdarm zu tun haben? Ehrlich gesagt: Da sind sich die Mediziner gar nicht einig! Es gibt immerhin einige Anhaltspunkte:

- **Hyperaktive Immunzellen:** In manchen Fällen wird ein Reizdarmsyndrom mit einem Durcheinander der Immunzellen in der Darmschleimhaut in Verbindung gesetzt. Die Anzahl der T-Lymphozyten, die Eindringlinge mit einem speziellen Rezeptor erkennen und unschädlich machen, ist oft erhöht. Das heißt: Diese Immunzellen schlagen zu oft und zu heftig Alarm.
- **Zu viele Mastzellen:** Mastzellen können Sekrete absondern. Die viel zu vielen Mastzellen sekretieren viel zu viele Stoffe, und das führt zu unangenehmen Effekten: Schmerzen, wenn zu viele Schmerzvermittlerstoffe abgesondert werden. Oder Nährstoffmangel, wenn zu viele Proteinaufspalter abgesondert werden, die Verdauungsenzyme kaputt machen.
- **Oder defekte Serotoninrezeptoren:** Wenn Serotonin nicht aufgenommen werden kann, dann wird das auch nix mit dem guten Bauchgefühl.

Das war die Kurzfassung. Weil die Sache so spannend ist, hier auch die ausführliche Version: Etwa die Hälfte der Reizdarmpatienten leiden nicht nur unter ihrem gereizten Darm, sondern auch an Angststörungen oder Depressionen. Kann kein Zufall sein! Deshalb hat die Arbeitsgruppe um Privatdozentin Dr. Beate Niesler, Abteilung Molekulare Humangenetik (Direktorin: Professor Dr. Gudrun Rappold) des Universitätsklinikums Heidelberg, in Kooperation mit Professor Emeran Mayer von der University of California in Los Angeles (UCLA), USA, diesen Zusammenhang genauer unter die Lupe genommen. Und gefunden: eine Genmutation. Genau da, wo die Erbinformation für einen Baustein des sogenannten Serotonin-3-Rezeptors liegt.

Alle Patienten mit dieser Genmutation hatten einen schlimmeren Reizdarm als Patienten ohne diese Mutation. Zusätzlich hatten alle Studienteilnehmer einen veränderten Mandelkern im Gehirn – das ist die Stelle, an der Reize wie Übelkeit, Schmerzen oder Stimmungen verarbeitet werden. Diese Veränderung führte in Tests zu stärkeren emotionalen Reaktionen.

Reizdarm und Serotonin hängen also eng zusammen.

Vom Darm zum Gemüt

In der Darmschleimhaut sitzt der größte Teil unseres Immunsystems. Hier werden auch 95 Prozent des Serotonins gebildet, das wir täglich brauchen. Dringend brauchen, um Glück empfinden zu können. Und auch – und das ist an dieser Stelle sehr wichtig – um gewappnet zu sein gegen körperliche Schmerzen. Je mehr Serotonin wir haben, desto weniger machen uns Schmerzen etwas aus.

Was nun also, wenn durch eine Genmutation weniger Serotoninrezeptoren hergestellt werden? Dann sind wird unglücklicher und haben mehr Schmerzen. Und was, wenn wir durch nicht artgerechte Junkfoodernährung überall im Körper schleichende Entzündungen haben? Dann brauchen wir überall im Körper Tryptophan. Gegen die Entzündung. Und weil unser wertvolles Tryptophan schon beim Einsatz gegen die Entzündung verbraten wurde, fehlt es dann bei der Herstellung von Serotonin. Dann ist es also aus mit unserem schönen Glückshormon.

Das fehlt dann. Und schon geht die Rutsche Richtung Depression los! Menschen, die unter ständigen Entzündungen der Gelenke, der Haut und eben auch des Darms leiden, die haben typischerweise eben auch Depression.

Übrigens brauchen wir zum Aufbau von Tryptophan und dann Serotonin bestens bekannte Bausteine:

- Vitamin B_6,
- Vitamin B_3,
- Folsäure,
- Eisen und
- Kupfer.

Das genau passiert im Hintergrund, wenn eine Ernährung mit chronisch zu wenig Vitamin B langfristig tief in den schwarzen Keller führt. In die Depression. Da mag es der Seele noch so gut gehen – ihr wird die Chance zu einem glücklichen Leben genommen, wenn dem Körper schlicht und ergreifend die relevanten Bausteine zur Tryptophan- bzw. Serotoninbildung fehlen. Was für ein Jammer. Und wie leicht wäre das zu vermeiden gewesen …

Zum Glück lässt sich manches, was aus dem Ruder gelaufen ist, wieder einfangen. Teilt mir eine Dame aus der Schweiz überglücklich mit. Handschriftlich.

»Ich bin so begeistert von Ihren Büchern. Ich besitze alle Ihre Bücher, und ich besitze sie nicht nur, ich lebe seit einem Jahr erfolgreich danach. Ich bin immer in Bewegung, meditiere regelmäßig und ernähre mich nach Ihren Vorschlägen. Auch mit den Shakes und NEMs fühle ich mich gut. Endlich habe ich die Figur, die ich mir mein Leben lang wünschte. Ich bin 60! Ich fühle mich so gut wie selten zuvor. Wenn ich zurückdenke, stelle ich fest, dass

ich immer zu wenig Eiweiß hatte. In unserer bescheidenen Arbeiterfamilie hatten wir vor allem Kohlenhydrate. Es ist ein neues Lebensgefühl: Zehn Kilogramm leichter (fast wie von selbst). Meine nächtlichen Ängste und Panikattacken mit Weinkrämpfen sind weg. Meine Nägel sind wieder stark und schön. Mein Bauch ist flacher: Ich hatte bereits als Kind einen Blähbauch wie die afrikanischen Kinder in Hungersnot! Cellulite ist weg. Emotional bin ich stärker. Ich bin nun eine zufriedene, in sich ruhende Frau.«

Und dann wird sie sogar politisch, die aufgeweckte Dame von 60 Jahren. Sie schreibt weiter:

»Ihr Fokus ist auf Gesundheit. Der Fokus der anderen Ärzte ist auf Krankheit. Aber mir ist schon klar, mit allzu gesunden Menschen kann man nicht viel verdienen …«

Nun, ich glaube wirklich, dass jeder Arzt sich nach Kräften bemüht. Nur eben nach bestem Wissen. Und daran hapert es sehr oft, weil man nach 16 Stunden kassenärztlicher Tätigkeit sich kaum noch mit englischer Literatur fortbilden kann. Alles leicht verständlich. Aber sagen Sie selbst: Ist er nicht wunderschön, dieser Brief aus der Schweiz? Keine Kohlenhydrate mehr, kein Blähbauch mehr. Viele leiden darunter, sprechen es aber so drastisch nicht aus. Klartext sprechen, das Ruder herumreißen Richtung Gesundheit braucht eben auch … Mut. Weil man einen Weg geht, den viele für nicht okay halten, weil sie ihn nicht kennen. Unsere traditionelle Hausmannskost ist hauptsächlich Kohlenhydratmast. Erst in jüngerer Zeit wird sie als Gesundheitsproblem wahrgenommen. Doch es wird – leider – noch eine Weile dauern, bis sich diese Erkenntnis durchsetzt.

Der Darm lässt sich beruhigen. Bewiesen.

Manchmal bleibt es unklar: Was ist die Henne und was das Ei? Was heißt jetzt »genetisch«? Führt die Genveränderung wirklich zu Reizdarm? Oder ist es umgekehrt, dass der Reizdarm zu einer genetischen Veränderung führt? Oder beginnt die Sache mit einer zu Angst neigenden Persönlichkeit, die dann einen Reizdarm bekommt, was sich wiederum in den Genen niederschlägt? Fragen über Fragen. Suchen wir weiter nach Antworten.

Die Angst abdrehen

Im Jahr 1974 drehte Rainer Werner Fassbinder ein Melodram mit dem Titel *»Angst essen Seele auf«*. Relativ schwer verdauliche Kulturkost. Heute könnten wir eine Fortsetzung drehen mit dem Titel »Angst essen Darm auf«. Eine aktuelle Studie zeigt, dass ängstliche und hektische Menschen viel eher ein Reizdarmsyndrom bekommen als die entspannten Zeitgenossen. Und: Frauen erwischt es doppelt so häufig wie Männer.

In der Studie wurden 620 Patienten mit einer bakteriell verursachten Gastroenteritis beforscht – keiner von ihnen war zuvor von Reizdarm betroffen. Alle Studienteilnehmer führten regelmäßig Buch über ihre Stimmungen und ihren Stress, ihren Perfektionismus, ihre Krankheitsgefühle und ihr Verhalten allgemein. Nach drei und nach sechs Monaten wurden alle Teilnehmer untersucht: Danach waren insgesamt 49 Personen an Reizdarm erkrankt. Und zwar genau diejenigen Patienten, die laut ihrer eigenen Buchführung besonders ängstlich, gestresst und rastlos unterwegs waren. Pausenloser Aktivismus verschlimmert also Darmprobleme, so Meagan Spence von der neuseeländischen Universität von Auckland und Rona Moss-Morris von der Universität von Southampton, Großbritannien. Sie empfehlen als Therapie ein kognitives Verhaltenstraining.

Heißt für uns: Anders denken ist ein Hebel gegen Reizdarm. Wirkt! Messbar!

Proteine statt Nudeln

Auch wenn Reizdarm immer noch als nicht heilbar gilt. Ein Vorurteil, das Patienten – Sie! – immer wieder mit größtem Vergnügen aushebeln. Mit ihrem eigensinnigen, geradezu widerborstigen Festhalten an der Hoffnung, endlich doch die Kurve zu kriegen. Wie dieser Mann:

Seit 13 Jahren wache er jede Nacht um 4 Uhr morgens auf, erzählte mir eben ein junger Mann in meiner Praxis (37 Jahre alt). Es quälten ihn heftigste Bauchschmerzen und Diarrhoe. Jede Nacht! Selbstverständlich sei er bei vielen, vielen Ärzten gewesen. Die alle nichts gefunden hätten: Eine ernsthafte Krankheit sei bereits ausgeschlossen, alle Tests auf Nahrungsmittelallergie und Nahrungsmittelunverträglichkeit seien negativ ausgefallen. Geeinigt habe man sich am Schluss auf Stress.

Ganz ehrlich? Da platzt mir der Arztkittelkragen. Wer »Stress« sagt, der kann genauso gut sagen: »Ich habe keine Ahnung.« Das klingt nur nicht so kompetent. Deshalb wird es nicht gesagt. Schließlich meinte der Professor rechts der Isar nach Befragung und einem Sonogramm, es handle sich um ein Reizdarmsyndrom. Das sei nicht behandelbar. Tja. Rechts der Isar in der Klinik dann eben nicht. Aber vielleicht links der Isar in einem Buchladen?

Der junge Mann bekam zufällig »Die neue Diät« in die Hand – ein Büchlein zu den Geheimnissen der menschlichen Verdauung – und hat eine winzige Kleinigkeit in seinem Leben verändert. Die Rede ist von seinem Speiseplan. Nach zwei Tagen war er geheilt. Hat seither nie mehr Bauchschmerzen, nie mehr Diarrhoe. Treibt inzwischen Sport, betreibt Zirkeltraining, ist fit, gesund, vital und strahlt mich an.

Das Rezept heißt: Proteine statt Nudeln. Fett verbrennen. Den Darm entlasten. Wirkt. Immer.

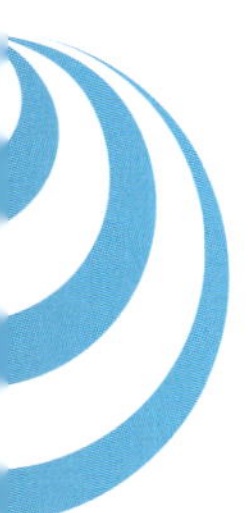

Krebs heißt, immer weiter kämpfen

Ohne Menschenkontakt lebende Küstenwölfe in British Columbia (Kanada) – das ist die Leidenschaft von Gudrun Pflüger. Sie ist Biologin. Sie ist vierfache Ex-Weltmeisterin im Berglauf. Und sie drehte einen Film über diese Wölfe. Mit Mühe und Not: Fast mussten die Dreharbeiten abgebrochen werden. Die 33-Jährige hatte massive Kopfschmerzen, litt unter Schwindel. Aber hielt durch. Immerhin war es ihr gelungen, Kontakt zu einem Wolfsrudel aufzunehmen und einen ganzen Nachmittag mitten unter ihnen zu sein. Ohne jegliche Aggression. Das war 2005.

Die Begegnung mit den Wölfen gab Gudrun Pflüger Kraft, als sie kurz darauf den Grund für ihre Kopfschmerzen erfuhr: ein äußerst aggressiver Hirntumor. Die übliche Behandlung führte zu lebensbedrohlich niedrigen Blutwerten – Pflüger brach die Therapie ab. Setzte auf eine Therapie mit onkolytischen Viren und einer Wärmebehandlung, die Fieber simuliert.

Der Kampf gegen den Krebs war hart. Und erfolgreich. Nicht zuletzt deshalb, meint die Wolfsexpertin, weil sie sich in den Kopf gesetzt hatte, ihre wilden Freunde wiederzusehen. Natürlich läuft sie wieder Ski. Mittlerweile kann sie dabei jemanden mitnehmen: ihren kleinen Sohn.

Viren, Hitze, Skilaufen: Ein ungewöhnlicher Weg. Nicht unbedingt der Weg, den ich vorgeschlagen hätte – doch mich beeindruckt die Haltung. Die unbändige Kraft dieser Skiläuferin. Mit einer Krankheit zurechtkommen heißt: Wissen, woher man die Power nimmt. Warum nicht von den Wölfen? Seinen eigenen Weg gehen, auch gegen Widerstände. Glauben, lieben, hoffen. Immer weiter, egal, was kommt. Das kann stark machen. Eine Krankheit kann eigenwillig machen. Bestätigt Mareice Kaiser, Mutter einer schwer behinderten Tochter: Sie sagt, dass ihre Greta »unberechenbar ist, punkig. Sie zeigt dieser Gesellschaft, die alles Mögliche und Unmögliche von Menschen erwartet, den Mittelfinger.« (Kaiser 2016) Auch der Mittelfinger ist nicht die Geste, die ich vorgeschlagen hätte. Aber die Haltung stimmt: Sich nicht automatisch an der Masse orientieren. Den eigenen Weg gehen. »Hier stehe ich und kann nicht anders.« Kennen wir.

Nun ist die Haltung allein nicht ausreichend im Kampf gegen den Krebs. Da braucht es noch etwas mehr. Und um zu verstehen, wie das gehen könnte, schauen wir uns jetzt zuerst an, was eigentlich los ist im Körper. Bei Krebs.

Was innen passiert? Zelle auf Abwegen

Die Krebsforschung weltweit ist ein wundervolles Beispiel dafür, dass Menschen gerne forschen. Projekte unternehmen. Fördergelder beantragen. Sich einen Namen machen möchten. Eines aber scheuen wie der Teufel das Weihwasser: das zufriedenstellende Ergebnis. Den Erfolg. Denn der würde ihre Forschertätigkeit ja beenden. Sie wären überflüssig. Etwas ganz Schlimmes. Das Neueste zu diesem Thema in *Cell Rep. 2016;15(6):1161-74*.

Krebszellen leben von Zucker

Worum geht's? Schon im Jahr 1910 haben Wissenschaftler in der Indianerstudie gezeigt, dass Menschen keinen Krebs haben müssen. Hat man daraufhin die Lebensweise der Indianer erforscht? Nein.

1913 wurde in Studien an Mäusen gezeigt, dass Ernährung ohne Kohlenhydrate vorher eingeimpften Krebs verschwinden lässt. Die Kontrollmäuse sterben, die Ketomäuse leben. Hat man das Prinzip übernommen? Nein. Lieber nicht.

Und so die neueste Forschung. Grundsätzliche Idee: Wenn Sie die Tumore von der Blutversorgung abschneiden könnten, könnte denen das schaden. Und das tut man: Mit der sogenannten anti-angiogenen Therapie kann man die Blutgefäßversorgung der Tumore gezielt verhindern. Dies, ich zitiere die Forschung, »… zeigt zwar meist einen vorübergehenden Erfolg, indem das Tumorwachstum für eine gewisse Zeit gebremst oder sogar ganz unterbunden wird. Die Tumore werden aber im Lauf der Behandlung resistent gegen diese Therapien – und sie beginnen wieder zu wachsen.«

Heißt: Alles umsonst. Und da kommt Professor Christofori von der Uni Basel. Der erneut zeigt, dass neueste Medikamente die Blutgefäßbildung effizient verhindern. Die Tumore aber leider auch ohne neue Blutgefäßversorgung weiterwachsen. Das sei, so Christofori, »eine unerwartete Beobachtung«. Sage ich: Grober Unfug! Nix unerwartet! Und dann findet man doch prompt nach »biochemischer und molekulargenetischer Aufarbeitung« heraus, dass die Tumorzellen ihren Stoffwechsel umstellen: Sie verwenden zur Energiegewinnung nicht mehr den Sauerstoff, sondern sie wechseln zu einer sauerstofffreien Energiegewinnung, der Glykolyse.

Heißt auf Deutsch: Die Tumorzellen fressen Zucker. Ausschließlich. Und leben weiter. Auch ohne Blutgefäße. Das ist laut Christofori eine völlig neue, unerwartete Entdeckung. Ganz ehrlich: Das ist ein ganz alter Hut. Längst beschrieben von Dr. Coy. Für Sie längst aufbereitet und ausgeführt in meinem Buch *»Das neue Anti-Krebs-Programm«* (Heyne 2012). Also bitte. Wie sehr kann man sich blamieren? Aber es geht noch weiter.

Jetzt käme es laut Christofori darauf an, diese sauerstofffreie Energiegewinnung, also die Verwertung von ausschließlich Zucker, zu hemmen. Ausgehend von diesem Gedanken überlegt er nun, welche Tabletten da in Frage kommen könnten.

Welche Pille also würde die Zuckerverwertung in den Tumorzellen hemmen? Interessante Frage! Eine viel bessere, viel näherliegende Frage wäre nun aber diese gewesen: Warum essen wir überhaupt noch Zucker, wenn wir damit doch den Krebs füttern? Wie wäre es also mit der Idee, einfach keinen Zucker mehr zu essen? Besser noch: überhaupt keine Kohlenhydrate? Könnten wir den Krebs auf diese Weise nicht aushungern?

Das Einfache, so scheint es mir, können wir oft einfach nicht begreifen, weil es uns einfältig vorkommt. Dabei liegt in der Einfachheit oft eine tiefe Wahrheit.

Zellen in Unordnung

Bei Krebs ist die DNA auf Abwegen, keine Frage. Die Schulmedizin konzentriert sich darauf, die entarteten Zellen zu vernichten, mit brachialen Methoden und mittelmäßigem Erfolg. Und ohne zu fragen, woher das Chaos eigentlich kommt. Mit Zucker füttern wir Tumorzellen. Das war der erste Grund, siehe oben.

Jetzt kommt der nächste Grund: Epigenetik. Tumore entstehen durch eine Aneinanderreihung epigenetischer Veränderungen. Die Umgestaltungen an den Genschaltern sind schleichend, passieren nicht von heute auf morgen. Und sie sind sehr vielfältig, jeder Tumortyp ist individuell.

Allerdings gibt es ein Kennzeichen, welches in der DNA der meisten Tumorzellen zu finden ist: Die DNA ist insgesamt untermethyliert. Insbesondere sind die Abschnitte, die keine Bauanleitungen für Enzyme liefern, stark untermethyliert. Sie heißen nichtkodierende DNA. Aber auch einigen Genen, also den Bereichen mit Bauanleitungen, mangelt es an Methylgruppen. Die Untermethylierung macht das ganze Genom instabil. Je weiter eine Krebserkrankung fortschreitet, umso weniger Methylgruppen sind an der DNA angelagert. Gleichzeitig wird aber ein ganz bestimmter Bereich mit viel zu viel Methyl zugepackt. Und zwar der, der die Bauanleitungen für Tumorsupressor-Proteine und für die Apoptose, den programmierten Zelltod, liefert. Das heißt, diese Proteine werden nicht mehr in der ausreichenden Menge produziert.

Sie müssen es sich so vorstellen: Wenn sich eine gesunde Zelle teilt, dann wird zunächst die DNA kopiert. Die Anordnung der Methylgruppen wird ebenfalls übernommen. In einem sehr komplizierten Vorgang wandert jeweils eine Hälfte der nun doppelt vorliegenden DNA zu entgegengesetzten Polen in der Zelle. Alles sonstige Zellmaterial wird schön auf zwei Hälften aufgeteilt, die Zellmembran schnürt sich in der Mitte ein, aus eins ist zwei geworden.

Der Vorgang ist extrem komplex, wahrscheinlich sind 1000 Proteine daran beteiligt. Das sind 1000 Möglichkeiten für Fehler. Bereits das Kopieren der DNA kann schiefgehen. Daher gibt es Proteine, die die Kopie kontrollieren, zur Not reparieren. Damit die Zelle genügend Zeit für die Reparatur hat, wird die Zellteilung angehalten. Das machen die

Tumorsuppressor-Proteine. Sind zu wenige von ihnen vorhanden, geht die Zellteilung weiter, trotz der entdeckten Fehler!

Gibt es genügend Tumorsuppressor-Proteine, hat die Zelle Zeit, den Schaden an der DNA zu reparieren. Stellt sie fest, dass es sich um einen zellulären Totalschaden handelt, können die Tumorsuppressor-Proteine eine Zelle in einen programmierten Tod führen. Der heißt Apoptose. Tote Zellen stellen keinen Unsinn an. Gut so.

Das ist übrigens ein ganz normaler Vorgang, passiert die ganze Zeit. Körpereigene Fehlproduktion. Täglicher Ausschuss. Ist nun der Bereich der DNA mit den Bauanleitungen für die p53-Proteine, so heißen die Tumorsuppressor-Proteine, zu stark methyliert, funktioniert die Apoptose nicht mehr. Das führt dazu, dass Zellen mit einem DNA-Schaden überleben. Das ist gar nicht gut.

Zusätzlich beeinflussen die Tumorsuppressor-Proteine die Genexpression von Wachstumsfaktoren: Normalerweise hemmen sie in gesunden Zellen das Ablesen der Genabschnitte, die für die Zellteilungen zuständig sind. Hemmen, nicht unterdrücken, das heißt, die Zellen teilen sich in einer gesunden Geschwindigkeit. Gibt es aber zu wenig Tumorsupressor-Proteine, gerät das System vollkommen aus dem Gleichgewicht. Defekte Zellen sterben nicht ab, und Zellen mit einem Mangel an Tumorsupressor-Proteinen beginnen sich in rasanter Geschwindigkeit zu teilen – Krebs.

Die Molekularmedizin stellt sich die einzig relevanten Fragen: Wie kommt es zu den Veränderungen der Methylierung? Wie kann man dem vorbeugen? Und wie kann man eine bereits fehlerhafte Methylierung wieder rückgängig machen?

Die gute Nachricht: Heute wissen wir um das WIE. Gleich vierfach.

Gegen Krebs lässt sich etwas tun. Bewiesen.

Im Detail ist noch unklar, wie Methylierung und Demethylierung vonstattengehen. Viele Zusammenhänge sind aber trotzdem schon untersucht. Ziehen wir aus ihnen doch einfach die richtigen Schlüsse:

1. Den Mangel an Methylierung ausgleichen

An einem Experiment mit Ratten konnte gezeigt werden, dass die Versorgung der Mutterratte während ihrer Schwangerschaft mit dem Methyllieferanten Cholin einen Einfluss auf den Verlauf einer absichtlich herbeigeführten Krebserkrankung der Rattenkinder hatte. Bei denjenigen, die weniger Methylgruppen erhielten, verlief die Erkrankung wesentlich schlimmer. Allerdings konnten die Wissenschaftler keinen Unterschied in der Häufung der Erkrankung in Abhängigkeit mit der Cholinversorgung des Muttertieres feststellen. Sie arbeitete allerdings auch mit einem extrem aggressiven krebsauslösenden Giftstoff. (*FASEB J. 2009; 23(4):1054-1063*)

Auch wenn die Ratten unter diesen extremen Bedingungen trotzdem an Krebs erkrankten, ist davon auszugehen, dass eine gute Versorgung mit Methylgruppen spendenden Nahrungsmitteln einer Untermethylierung der DNA entgegenwirkt. Dieser Prozess beginnt bereits während der Schwangerschaft. Nur wenn im Mutterleib genügend Methylgruppen vorhanden sind, kann die Methylierung des Nachwuchses richtig erfolgen. Fehlen bereits in dieser frühen Zeit die wichtigen Moleküle, entstehen fehlerhafte Methylierungsmuster beim Fötus. Mit jeder Zellteilung werden die falschen und unzureichenden Methylierungen weitergegeben.

Inwieweit die insgesamt reduzierte Methylierung in einem Zusammenhang mit der zu starken Methylierung der Tumorsuppressor-Proteine steht, ist noch nicht klar. Aber diese beiden Phänomene treten gemeinsam auf. Sorgen wir uns daher doch um eine gute Versorgung mit Methylgruppen spendenden Nahrungsmitteln in der Hoffnung, dass unsere Zellen damit das Richtige anstellen. Cholin also. Und Methionin!

2. Oxidativen Stress reduzieren

Rauchen, Stress, Herbizide und Pestizide, Alkohol sowie Kohlenhydrate führen zu einer vermehrten Bildung von freien Radikalen. Das macht krank. Allerdings sind freie Radikale nicht per se das Problem. Eine kurzfristig erhöhte Konzentration an freien Radikalen, typisch nach einer extremen sportlichen Aktivität, wirkt sogar förderlich. Regt die Regeneration des Körpers an. Die Dauerbelastung ist das Problem. Das tägliche Brötchen, Pizza und Pasta, die stündliche Zigarette, der Dauerstress, das Bier am Abend, die Pestizidbeilage bei jeder Mahlzeit – das alles ist Stress für die Zellen! Hilfreich ist eine gute Versorgung mit Antioxidantien, mit Vitamin A, C und E, mit dem Coenzym Q10 und mit den Cofaktoren Selen, Eisen und Zink. Antioxidativ wirkende Enzyme sind auf diese Mineralstoffe angewiesen.

SCHON GEWUSST?

Methionin!

Ein wichtiger Methylgruppenlieferant ist die essenzielle Aminosäure Methionin. Im Körper wird sie in die aktive Form S-Adenosyl-Methionin umgewandelt. Weiterhin gelten aber auch Folsäure und Vitamin B_{12} als wirksam. Eine gute Proteinversorgung wirkt gegen Krebs. Ja: Gerne in Form von Fleisch, da steckt neben den Aminosäuren auch das Vitamin B_{12} drin. Besonders viel Methionin ist in Lachs, Schweinefleisch und in Hühnereiern enthalten.

3. Genschalter umlegen

Auch der Lebensstil hat einen Einfluss auf die DNA-Methylierung. Laufen, Stressabbau, ruhige Gedanken durch Meditation und das Erkennen von eingeschliffenen und problematischen Verhaltensreaktionen können helfen, die Methylgruppen an die richtigen Positionen an der DNA zu bringen. Daher: Laufen – täglich mindestens 30 bis 60 Minuten, am besten morgens. Meditieren – täglich 20 Minuten. Wann auch immer. Egal wo. Warum nicht beim Laufen, Radeln, Schwimmen? Warum nicht beim Warten auf den verspäteten Zug oder Flieger? Warum nicht im Stau oder an der Supermarktkasse? Ausprobieren!

4. Entzündung abschalten

Krebs geht, wie fast alle anderen Zivilisationskrankheiten, mit Entzündungsreaktionen einher, Inflammation genannt. Ausgelöst durch freie Radikale und durch ein Überangebot an Omega-6-Fettsäuren. Auch Entzündungsreaktionen stehen im Verdacht, Enzyme so zu verändern, dass sie ihren Aufgaben nicht mehr richtig nachgehen können. Das kann wiederum zu sehr vielfältigen problematischen Folgereaktionen kommen.

Ein Beispiel ist ein Enzym des Energiestoffwechsels in den Mitochondrien. Es kann durch freie Radikale so stark geschädigt werden, dass es seine Arbeit einstellt. Infolgedessen geht ein Mitochondrium nach dem anderen in die Knie. Das zelleigene Energiekraftwerk ist kaputt. Die Zelle will aber trotzdem weiter Energie haben, stellt auf Gärung um, die funktioniert auch ohne Mitochondrien. Und schon ist der Krebs da. Der Tumor will Zucker. Geben wir ihm also keinen! Eine ganz einfache Methode, Krebszellen die Energie zu entziehen, ihre Stoffwechselabläufe und damit ihr Wachstum zu behindern.

Das ist der molekularmedizinisch richtige Weg: totaler Zuckerentzug. Sobald wir das verstanden haben, sehen wir uns konfrontiert mit einer erstaunlichen Zahl …

Heilung: Und der Krebs verschwindet

45 000 Euro. Eine wirklich erstaunliche Zahl. Wer auf Süßigkeiten, auf Kuchen, auf Brot, auf Nudeln, auf Kartoffeln, auf Reis verzichtet, muss auf einen Schlag 45 000 Euro investieren? Seltsam. Wie man darauf kommt? In der *Bildzeitung* finden Sie die Geschichte dazu:

Es geht um die kleine Tehila. 18 Monate alt. Leukämie. Lebt in Israel. Und wurde – selbstverständlich – schulmedizinisch hervorragend behandelt. Heißt: aggressive Chemotherapien mit schweren Nebenwirkungen. Tehila wird von Erbrechen, Durchfall und Atemproblemen gepeinigt. Das leider so Typische daran: »Die qualvolle Behandlung ist vergeblich, die Leukämie entwickelt eine Resistenz gegen die Chemotherapie.«

In Israel gibt es kluge Ärzte wie Dr. Gilgiladi, ein Arzt in Tel Aviv. Der sieht eine Chance an der Universitätsklinik Würzburg, die eine Behandlung für Patienten mit resistenter Leukämie anbietet. Diese basiert auf:

ketogener Kost.

Genetisch korrekte Kost. Nicht der übliche Dreck, der den Körper so schädigt, dass er sich selbst nicht mehr helfen kann. Denn genau darum geht es: Der Körper muss – immer – sich selbst heilen. Das kann er nur bei genetisch korrekter Kost. Und möglicherweise mit zusätzlicher Hilfe durch die Schulmedizin. Zusätzlich.

Jetzt kommt's: Die Krankenkasse will die Kosten für die Klinik in Würzburg nicht übernehmen. Verstehe ich das richtig? Dem Kind einmal keine schädlichen Kohlenhydrate zu füttern, das kann in Tel Aviv nicht durchgeführt werden. Da muss man nach Würzburg. Und das kostet 45 000 Euro. Glauben die Ärzte wirklich, man könne ketogene Kost nicht daheim durchführen? Man müsse in eine Spezialeinrichtung? Auf eine Kur? In ein spezielles Krankenhaus? Offensichtlich denken sie so.

Der Fachmann staunt. Der Laie wundert sich. Und, ganz ehrlich: Ich ärgere mich. Warum ist das offensichtlich Einfache so … schwer durchsetzbar?

Läuse, Flöhe und noch viel mehr

Diabetes, Demenz, Depression, Reizdarm, Krebs. Extrem unangenehme Geißeln des Wohlstandsmenschen, gegen die wir glücklicherweise etwas tun können. Mit genetisch korrektem Essen, mit artgerechter Ernährung, mit regelmäßigem Ausstieg aus der täglichen Stressachterbahn.

Nur: Was machen diejenigen, die Läuse haben und Flöhe und noch viel mehr? Nennt man Komorbidität. Und darüber hat sich Bernard Lown Gedanken gemacht – ein US-amerikanischer Arzt, der sich mit Heilung auskennt. Dieser Bernard Lown sagt: »Chronic illness does not march alone.« Heißt: Eine chronische Krankheit kommt nicht allein. Meistens hat man mehrere. Kann ich bestätigen: Liegt vor mir ein Brief. Handgeschrieben. Von einer Dame jenseits der 70. Die seit 30 Jahren buchstäblich am Stock geht. Und seit 15 Monaten »in der gesundheitlichen Hölle« steckt. Interessiert?

Akute Glaskörperabhebung. Beim Augenarzt. Keine Hilfe. Starker Husten, anhaltende Grippe. Der Hausarzt: Spastische Bronchitis! Also Cortisonspray. Nicht mehr schlafen können. Verträgt plötzlich Wärme nicht mehr. Erneut fieberhafte Grippe 4 Wochen. Wegen des Hustens ans Meer. Auch dort keine Abhilfe. Beim Hausarzt mit Schlaftabletten, dann Antidepressiva »abgefertigt«. Dann Hörsturz, Tinnitus. Beim HNO-Arzt keine Abhilfe. Da »könne man nichts machen«. Sie stürzt wutentbrannt aus der Praxis. Vier Wochen später erneut anhaltende, quälende Grippe, Erkältung.

Ob ich ihr helfen könne. Nun ja. Die Blutanalyse zeigt, was zu tun ist. Sechs Wochen später der handschriftliche Brief. Sie habe die fehlenden Stoffe zugeführt. Das Ergebnis: mehr Kraft. Mehr Zufriedenheit. Mehr Glück!! Seit zwei Wochen körperlich so stabil, dass sie jetzt drei Kilometer ohne Stock gelaufen sei. Und das nach 30 Jahren erstmals wieder – was für ein großartiger Erfolg!

»Ich habe wieder Kraft für meine Arbeit zurückgewonnen, bin wieder kreativer und gehe entspannt und mit viel Lust und Laune meinen Interessen und Hobbys nach. Meine Konzentration, Lern- und Aufnahmefähigkeit (Gehirnleistung) hat sich erheblich gebessert. Das Leben macht wieder richtig Spaß! Und dies nach 15 Monaten der gesundheitlichen Hölle.«

Schreibt mir eine Dame, die Frohmedizin erlebt hat. Buchstäblich »erlebt«! Kann sich ein Klinikarzt gar nicht vorstellen, dem ja nichts anderes übrigbleibt, als mit Tabletten zu besänftigen (Schlaftabletten, Psychopharmaka, wie oben zitiert).

Besänftigen – das machen wir nicht hier in Roth. Selbstheilungskräfte aktivieren, darum geht es hier. Wir haben zwei Ziele hier in meiner Praxis, aber das Ganze kennen Sie schon unter der Überschrift »Frohmedizin«:

- Wir kümmern uns um Ihr Wohlbefinden und …
- Krankheit sollte dann so ganz nebenbei verschwinden.

Wie Sie in folgender Mail lesen. Da hat jemand das über Bord geworfen, was vielen als Errungenschaft der modernen Zivilisation gilt: Weißes Mehl. Weißen Zucker. Sie hat nicht mehr einfach hingenommen, was als normaler Zustand gilt: Heuschnupfen, Rückenschmerzen, Menstruationsbeschwerden.

»Nur 7 kg weniger, aber von Größe 40 auf 36! Fühle mich wie neugeboren. Viel schwächere Menstruationsbeschwerden. Keinen Heuschnupfen mehr. Keine Rücken- und Nackenverspannungen mehr. Lichtempfindlichkeit ist schwächer. Akne ist fast weg. Restless Legs sind weg. Kann wieder schlafen. Habe … viel mehr Energie und Kraft. Bei der Arbeit keine Müdigkeit mehr nach dem Mittagessen. Kann alles gelassener nehmen, weniger Stress dadurch. Heute kam eine Arbeitskollegin zu mir und sagte mir, ich sähe ganz anders aus, meine Augen strahlen, und ich sprühe vor Energie. Habe mehrere solche Komplimente erhalten.«

Sehen Sie: Das kommt davon, wenn man unsere Zivilisation hinter sich lässt. Nämlich Mehl und Zucker. Eintauscht gegen die Natur, nämlich gegen Vitalstoffe: Restless Legs weg: In wie vielen deutschen Arztpraxen werden sich hier die Zähne ausgebissen? Kann wieder schlafen: Wie viele Schlaflabors leben von der Schlaflosigkeit der Menschen? Keine Rücken- und Nackenverspannungen mehr: Wie viele Orthopäden gäben sonst was für diese hohe Kunst? Kein Heuschnupfen mehr: Fragen Sie mal irgendeinen Allergologen … Das Geheimnis? Noch einmal: Machen Sie einen Bogen um die Errungenschaften der Lebensmittelindustrie und gönnen Sie sich gute Ernährung direkt aus der Natur. Das Geheimnis liegt eben auf einer anderen Ebene.

Ich sprühe vor Energie!

Wer kann das schon von sich sagen? Dieses Heilprinzip haben ja nun Hunderte von Ihnen dokumentiert. Einen Teil Ihrer Berichte habe ich veröffentlicht in News und in Büchern. Dieses Heilprinzip stammt im Original von Hippokrates, dem Vater der abendländischen Medizin. Die Schulmedizin hat dieses Erfolgsrezept eingetauscht gegen die Pharmamedizin. Welch ein Glück, dass es so viele Menschen gibt, die andere Wege gehen. Echte Wege zu einer Heilung, die von innen kommt.

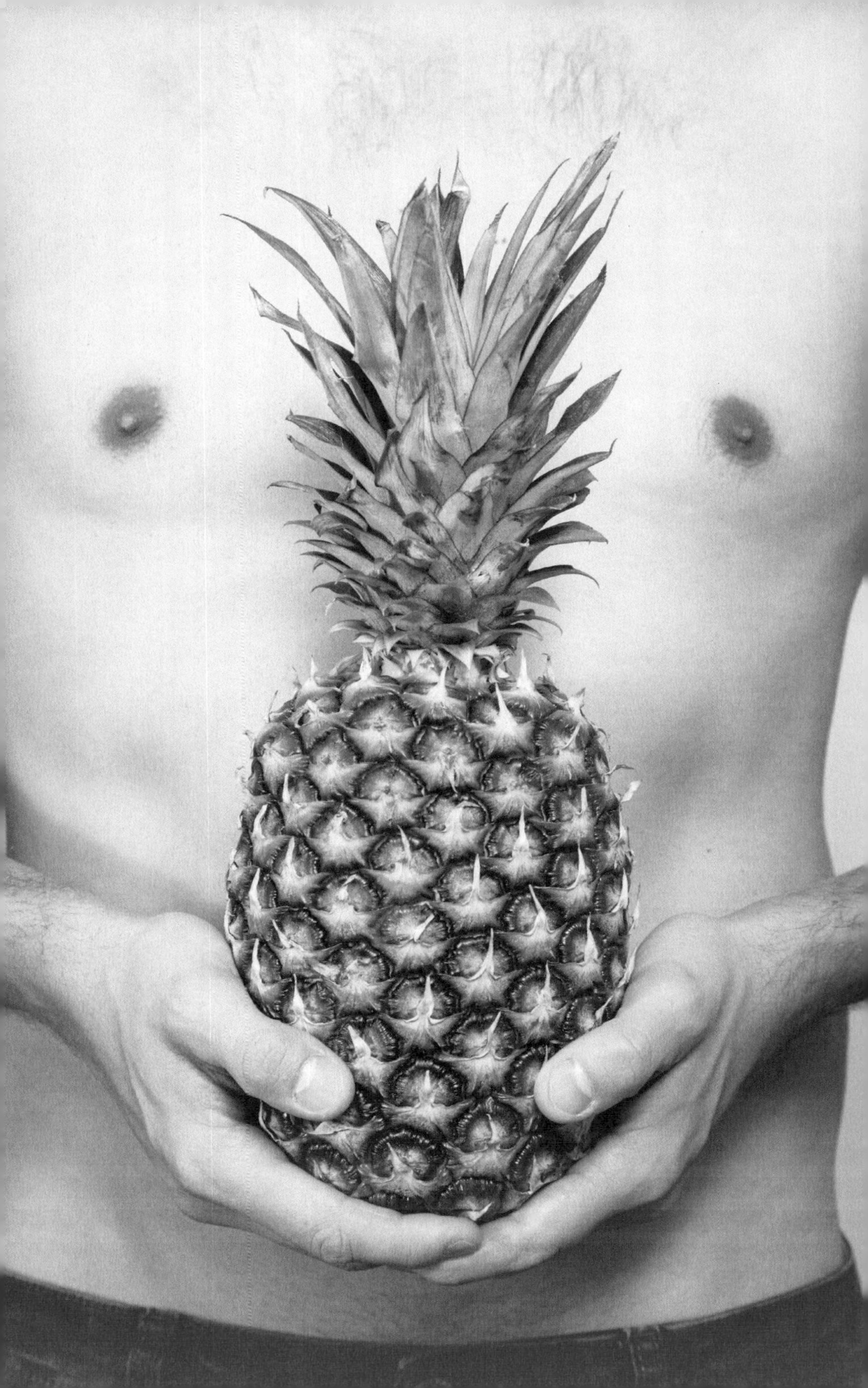

Heilung mit Lebensbausteinen

Der menschliche Körper ist ein Meister der Molekülverwandlung, er transportiert sie zum richtigen Ort, macht aus dem einen Stoff einen anderen Stoff, und dann einen dritten. Ein Wunderwerk. Um Blutzellen zu montieren, Herz und Hirn zu versorgen, Hormone zu bauen und uns bei guter Laune zu halten, braucht er das richtige Ausgangsmaterial: existenzielle Vitalstoffe.

Was Moleküle können

Moleküle sind ziemlich winzig und können ziemlich viel. Gut so, denn nüchtern betrachtet bestehen wir Menschen lediglich aus einer halben Badewanne Moleküle. Auseinandersortiert sind wir rund 50 Liter Wasser, 18 Kilogramm Kohlenstoff, eine Handvoll Stickstoff, ein Teelöffel voll Phosphor und außerdem eine Menge Eisen etwa in Größe eines Fingernagels.

Jetzt kommt das Wunder: Wie ist es möglich, dass sich diese Atome und Moleküle so sortieren, dass ein Mensch tatsächlich … lebt? Sogar denkt, sogar fühlt? Und wie ist es möglich, dass Menschen auf der Erde so unterschiedlich aussehen, aber zu 99,9 Prozent identische Abfolgen von Basenpaarungen in ihren Zellen tragen? Wie kann es sein, dass der Mensch zu 98,5 Prozent gleiche Basenpaarsequenzen hat wie … ein Schimpanse? Der doch so anders lebt als wir?

DNA: Ein Wunder der Evolution

Das ist das Wunder der Evolution. Und das können wir bis in die kleinsten Zellen unseres Körpers hinein verfolgen. Auf Grundlage der Basenpaare der DNA werden in jeder Zelle Enzyme gebaut, die aus den über das Blut angelieferten Baumaterialien neue Zellen entstehen lassen. Aus eins mach zwei. Tatsache ist, dass jede dieser kleinsten Zellen auf ihre Weise lebt, gewissermaßen einen eigenen Organismus darstellt. Dabei sehen unsere Zellen sehr unterschiedlich aus: Hautzellen bilden ein geschlossenes Muster, ähnlich wie ein Fliesenboden. Blutzellen sehen aus wie flache Bonbons. Darmzellen sind eher länglich. Muskelzellen sind lang und schmal, manchmal erstrecken sie sich über etliche Zentimeter. Die längsten Zellen sind Nervenzellen: Unsere Impulsüberträger können einen ganzen Meter lang werden.

Zellen: Kleinste Wunderwerke

Aus den 47 Grundbausteinen baut unser Körper also ganz autonom und von unserem Ego völlig unbemerkt: Zellen. Die bestehen aus Zellmembranen und kleineren Betriebseinheiten, die innerhalb der Zelle Wunder wirken. Am interessantesten ist hier das Mitochondrium, das Kraftwerk der Zelle. Das Zellinnere wird mit Wasser und Nährstoffen, Proteinen und Enzymen gefüllt – diese Flüssigkeit heißt Zytoplasma.

Aus diesen Zellen werden dann größere Einheiten gebaut: Leber, Lunge, Herz, Haut, Blutkörperchen – besteht alles aus Zellen. Knochenzellen bilden die Knochen, Muskelzellen die Muskeln, 100 Milliarden bis eine Billion Nervenzellen befinden sich schätzungsweise im Gehirn. Insgesamt arbeiten ungefähr 100 Billionen Zellen des menschlichen Körpers in den verschiedenen Organen zusammen. Sie verständigen sich sogar untereinander.

SCHON GEWUSST?

So lang leben Zellen

Je nach der Aufgabe des Organs werden die Zellen ständig erneuert. Zellen der Lippen leben nur zwei Wochen, die der Leber durchschnittlich acht Monate, und Nervenzellen können bis zu 30 Jahre alt werden. Selbst im Gehirn gehen täglich Zellen verloren, etwa 100 000 bei Erwachsenen.

Das wichtigste Baumaterial für unsere Zellen ist, und das ist jetzt wichtig: Eben nicht das Brot. Nicht die Nudel. Auch nicht Reis und erst recht nicht Pizza. Es ist: Fett. Für jede Zellmembran, ganz gleich ob Leber-, Nerven oder Knochenzelle, werden Fettsäuren und Cholesterin benötigt. Zellmembranen sind Fettwände, um es vereinfacht zu sagen.

In diesen Zellmembranen stecken, und das ist mindestens so wichtig: Proteine. Eiweiß. Ganz kleine Proteine bestehen nur aus zwei Aminosäuren. Mit rund 50 Aminosäuren sehr viel größer sind die Proteine, die als Katalysatoren Stoffwechselreaktionen in Gang setzen – sie heißen Enzyme. Kollagen schließlich, eines der wichtigsten Strukturproteine für Knochen, Sehnen, Muskulatur und Bändern, kann zwischen 100 und sogar 1000 Aminosäuren enthalten.

Wofür essen wir dann unser täglich' Brot? Richtig. Umsonst. Unsere Zellen können nichts damit anfangen. Gar nichts. Niente. Sie wollen etwas anderes, und das sind Fette und Proteine.

Tore, Schleusen, Kartenautomaten

Proteine übernehmen ganz unterschiedliche Funktionen, einige sind Hormone, andere arbeiten als Antikörper, wieder andere bilden Kanäle durch die Zellmembranen. Diese Kanäle können wir uns vorstellen wie winzige Tore und Schleusen.

Einige Tore sind immer offen, sodass Stoffe ungehindert von Orten höherer Konzentration zu Orten niedrigerer Konzentration wandern können. So gelangen Aminosäuren oder auch Glukose aus der Blutbahn in eine Zelle.

Andere Tore sind erst einmal zu und lassen sich nur mit Energie aufschließen: Adenosintriphosphat, kurz ATP. So heißt das Energiemolekül, das in den Zellen Transporte durch Zellmembranen möglich macht, außerdem mechanische Arbeit wie Muskelkontraktionen und chemische Arbeit wie den Zusammenbau von Molekülen. Die Phosphate des ATP-Moleküls sind über Phosphoranhydrid-Bindungen verbunden.

Energie entsteht immer dann, wenn diese Bindungen durch Enzyme gespalten werden. Dann entsteht das Adenosin**di**phosphat (ADP) plus Adenosin**mono**phosphat (AMP) und Pyrophosphat. Die Aufspaltung von ATP in ADP und die beiden weiteren Phosphatmoleküle verbraucht zwar auch Energie, insgesamt wird bei der Spaltung aber ein Überschuss an Energie frei.

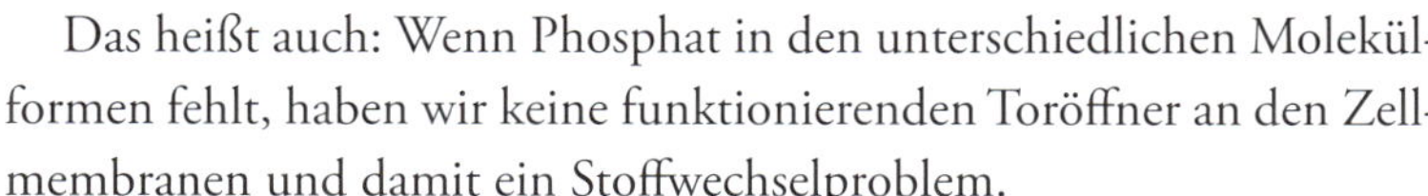

Das heißt auch: Wenn Phosphat in den unterschiedlichen Molekülformen fehlt, haben wir keine funktionierenden Toröffner an den Zellmembranen und damit ein Stoffwechselproblem.

Dann gibt es noch Proteine, die, sagen wir … ähnlich wie ein Geldautomat funktionieren. Sie hängen als »Rezeptor« in der Zellmembran. Kommt ein passender Stoff, hält er am Automaten an und schiebt sich als Karte ein. Das verändert die Struktur des Rezeptors, der daraufhin der Zelle signalisiert: »Karte ist da! Auftrag ausführen.« Dann wird zwar kein Geld überwiesen, aber Stoffwechselabläufe werden angestoßen.

Einige Stoffe aus unserer Nahrung werden in der Leber übrigens noch einmal verändert, schädliche auch aussortiert. Das, was der Körper braucht, gelangt über die Blutbahn zu jeder einzelnen Zelle des Körpers. Was die einzelnen Zellen haben wollen, sind Proteine und Fettsäuren – also Rinderbraten und Käse. Sie wollen Vitamine, Antioxidantien, Mineralstoffe – also Stachelbeeren, Salat und Rosenkohl. Was sie nicht wollen, sind Kohlenhydrate.

> Wer sich richtig ernährt, der braucht keine Medizin.
> Wer sich falsch ernährt, dem hilft keine Medizin.
>
> HIPPOKRATES

Warum Zellen Low Carb lieben

Nach jeder Pizza schüttet unser Körper Insulin aus. Die Bauchspeicheldrüse tut, was sie kann. Und die Zellen tun, was sie müssen: Sofort aufhören mit dem Verbrennen von Fett! (Kleines Geheimnis: Deshalb nimmt niemand ab, der Kohlenhydrate isst …) Stattdessen umschalten auf Kohlenhydratstoffwechsel! Das heißt Carbs abbauen, Energie verbrauchen, überflüssige Carbs einlagern.

Nur: Wohin damit? Der Steinzeitmensch speicherte überschüssige Kohlenhydrate in Form von Glykogen in seiner Leber und in den Muskeln. Das würde unser Körper auch heute noch gerne tun, nur sind die

Speicher typischerweise schon alle voll. Dauerhaft. Vor allem dann, wenn wir am Tag hauptsächlich im Büro und vor dem Fernseher sitzen.

Dann bleibt dem Körper nichts anderes übrig, als das viele Glykogen in Fett umzuwandeln, durch die Blutbahn zu schicken und einfach irgendwo abzustellen: Gerne, das wissen wir alle, an den Rettungsringzonen. Bei den Herren vorwiegend am Bauch, bei den Damen an Bauch, Beinen, Po. Übrigens ist für das Signal zur Fettspeicherung wieder das Insulin verantwortlich.

Das Prinzip ist also ganz einfach: Je mehr Kohlenhydrate wir essen, desto stärker der Stress für den Körper und desto stärker die Insulinantwort. Je mehr Insulin, desto mehr Zucker wird vom Körper in Fett umgebaut und in die Zellen rund um den Hosenbund geschoben.

Wenn wir allerdings nur wenige, vielleicht sogar überhaupt keine Kohlenhydrate essen und stattdessen Eiweiße und Fette, dann bleibt unser Stoffwechsel bei dem, was er am besten kann und wozu er ursprünglich auch angetreten ist: Fettstoffwechsel. Der ganze Stress rund um das Ausschütten von Insulin, das Suchen nach Endlagerstätten für Glykogen, die Umwandlung von Glykogen in Fett, das unschöne Einlagern von Fettmassen in Zellen, die gar nicht auf so viel Fett eingerichtet sind, das alles findet dann einfach nicht statt. Und die Zellen können ganz stressfrei ihre Arbeit tun.

Noch einmal: Fett macht nicht fett, und Eiweiß macht uns auch nicht fett. Es sind die Kohlenhydrate, die uns fett machen. Und krank. Sogar auch dumm (mehr dazu in »*Warum macht die Nudel dumm?*«, Heyne 2015).

Marathontraining ist Stoffwechseltraining

Kürzlich verfolge ich den Paris-Marathon am Bildschirm. Genuss pur am Sonntagvormittag! Das versteht freilich nur ein Läufer. Wer einmal bei 42,2 Kilometern die Ziellinie überquert hat, *is hooked,* wie der Amerikaner sagt.

An diesem Vormittag faszinieren mich nicht nur die Läufer, sondern auch der Moderator, der die Dinge auf den Punkt zu bringen weiß:

»Marathontraining ist Energiestoffwechseltraining!« Wenn er wüsste, wie recht er hat. Im Wettkampf kommt es darauf an, auch auf den letzten 100 Metern, bei Kilometer 42,2, noch ausreichend Energie im Körper zu haben. Und die erreicht man nur durch konsequentes Fettstoffwechseltraining. Das heißt konkret:

- Im Training 80 bis 90 Prozent Ausdauerläufe. Also im grünen Bereich. Aerob. Leichtes, lächelndes, lockeres Laufen.
- Auf diese Weise lassen sich Mitochondrien in den Muskelzellen heranzüchten – das sind unsere Kraftwerke. Wir werden vom 2-Zylinder zum 12-Zylinder. Buchstäblich. Die Anzahl dieser Kraftwerke kann sich versechsfachen.
- Begünstigt wird das Ganze durch viel Magnesium.
- Und durch den Verzicht auf Kohlenhydrate nach dem Training.

So können wir den Fettstoffwechsel bei möglichst vielen Mitochondrien trainieren. Und so kommen wir mit den limitierenden Kohlenhydratvorräten, die der Muskel nun einmal nur speichern kann (bis 500 Gramm) möglichst gut durch. Gut so: Wenn wir Fette perfekt verbrennen können, sind wir auf die Carbs im Muskel nicht angewiesen.

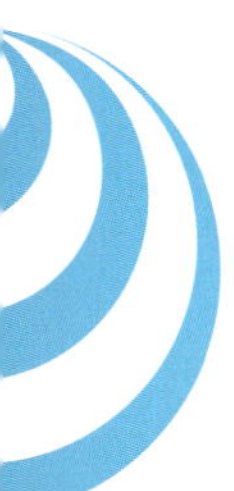

Gesundheit anschalten

Unsere winzigen Zellen sind Wunderkammern, die jeweils eine weitere, noch viel kleinere Wunderkammer beherbergen: den Zellkern. In dem wiederum weitere Wunderdinge verborgen sind – unsere DNA-Wendeltreppen. Die wiederum von Telomerhüten geschützt, von Methylgruppen blockiert oder freigeschaltet, von Histonen stabilisiert und von Kopierproteinen mehr oder weniger aktiv durchwandert werden. Abhängig davon, WIE wir leben.

Diese simple Feststellung wirft die gesamte Genetik, wie wir sie über Dekaden verstanden hatten, über den Haufen. Gene sind zwar Erbmerkmale. Na und? Wenn es auf diese Erbmerkmale so genau ankäme, sähen wir aus wie Schimpansen und hätten immer automatisch Diabetes, wenn unsere Oma auch Diabetes hatte. Nun sehen wir nicht aus wie Schimpansen und können kerngesund sein trotz Omas Zucker. Kann also nicht stimmen. Ausschlaggebend ist also nicht, wie genau unsere DNA-Wendeltreppen gebaut sind. Sondern welche aktiv sind. Aktiv! Oder abgeschaltet! Das ist die Frage. Denn das ist ein gravierender Unterschied.

Ein Patient mit Narkolepsie besucht mich in der Praxis. Eine ernste Sache: Plötzliche Schlafattacken sind lebensgefährlich im Straßenverkehr. Halluzinationen sind extrem verunsichernd. Plötzliche und akute geistige Abwesenheit macht einen erfolgreichen Berufsweg praktisch unmöglich.

Stellen Sie sich diese Diagnose vor: »Sie haben ein Gen zu viel. Tja. Da kann man nichts machen. Wahrscheinlich kommen Sie irgendwann im Verkehr um. Passen Sie eben ein bisschen auf sich auf.« Der Patient geht nach Hause mit dem Gedanken: »Ich habe ein Gen zu viel und bin sowieso bald tot.« Er begräbt seinen Optimismus und sich selbst in naher Zukunft gleich mit. Schluss. Aus. Leben vorbei.

40 000 Menschen sind in Deutschland von Narkolepsie betroffen. Die Auslöser der rätselhaften Schlafkrankheit können ganz unter-

schiedlich sein. Eine Möglichkeit ist – und darauf haben uns Forscher um Chaira Tesoriero vom Karolinska-Institut in Stockholm gebracht – die Schweinegrippe. Bei Versuchen mit Mäusen zeigte sich, dass dieses Virus genau die Neuronenpopulationen im Gehirn befällt, die für die Schlafregulation verantwortlich sind. (*Spektrum der Wissenschaft, News vom 15.12.2015*)

Wenn Viren eindringen

Viren leben nicht. Sie haben keinen Stoffwechsel und können sich nicht einmal bewegen. Dennoch überschwemmen sie den Organismus und versuchen, die Macht in den Zellkernen zu übernehmen.

Normalerweise haben sie keine Chance: Antikörper attackieren jegliche Viren, wo immer sie auftauchen. Sie aktivieren weiße Blutkörperchen, und die fressen Viren buchstäblich auf.

Trotz Securityantikörpern auf den Zellmembranen gelingt es Viren aber doch, durchzukommen. Einige Viren besitzen eine Hülle, wie die Zellmembran besteht sie aus Fettsäuren und Proteinen. Die Hüllproteine wandern in die Zellmembran einer menschlichen Zelle ein, Virus und Zelle verschmelzen. Hier geht das Unheil los: Die Virus-DNA bzw. -RNA wird kopiert, nutzt die Stoffwechselabläufe der Zelle, um sich zu vervielfältigen. Zehntausendfach. Das zwingt die befallenen Zellen so in die Knie, dass sie letztendlich zerplatzen und absterben. Übrig bleiben Zelltrümmer – und Zehntausende neuer Viren, die weiter durch den Körper wandern.

Im Idealfall hat die befallene Zelle vor ihrem Untergang SOS gefunkt und das Immunsystem in Gang gesetzt, das Tausende Antikörper aussendet, um alle Viren zu vernichten. In kürzester Zeit. Mit Erfolg. Im schlechten Fall aber funktioniert das Immunsystem nicht: Weil – etwa aufgrund einseitiger Modeernährung – nicht genug Eiweiß im Organismus ist und deshalb keine vernünftigen Killerzellen gebaut werden können. Oder weil Zink fehlt und der Bau von Abwehrproteinen an dieser Stelle scheitert. Oder weil jemand hoch im Norden wohnt, die Sonne kaum sieht und Vitamin D derartig Mangelware im Körper ist, dass das Immunsystem durch diesen Fehler scheitert. Denn wo Vitamin D fehlt, da scheitert der Aufbau von Zellmembranen – und das gilt eben auch für die Membranen von Killerzellen, »Ulrich, wo nix ist, da kannst auch nix erwarten« – ein wahrer Spruch meiner Mutter. Ein ganz einfaches Prinzip.

Viren also. Viren können Narkolepsie auslösen. Heute wissen wir, dass Viren und andere Erreger bei rund 20 Prozent aller Krebserkrankungen zu den Auslösern zählen – eine Erkenntnis, die wir unter anderem Professor Harald zur Hausen verdanken und für die er 2008 den Nobelpreis für Medizin bekommen hat. Derzeit arbeitet er übrigens an dem Beweis, dass auch Multiple Sklerose ausgelöst werden könnte durch Viren. Und zwar durch Viren plus Vitamin-D-Mangel.

Vitamin D! Da horche ich auf, denn das genau ist mein Thema. Vitamin D messe ich in ihrem Blut – eher noch: Messe ich leider nicht im Blut, weil viel zu wenig drin ist. Dabei ist es eines der wichtigsten Supermoleküle, die verantwortlich sind für unsere Gesundheit. Für unsere Heilung, die wir von innen her anschalten können.

WAS wir ja wollen. Nur: WIE kriegen wir das hin? Das können wir uns bei unseren nahen Verwandten abschauen, bei den Schimpansen. Was machen die so den ganzen Tag? Toben, hangeln (ja, ja: sich munter paaren gehört auch dazu), außerdem Blätter und Schnecken futtern und dann gemütlich in die Sonne gucken. Dass sie brutal kämpfen und wenig zimperlich den Nachwuchs konkurrierender Clans verspeisen, lassen wir an dieser Stelle außen vor – konzentrieren wir uns also auf gesunde Bewegung, artgerechte Ernährung, gute Gedanken. Zuvor aber noch eine kleine Meldung aus der Welt der Pharmaindustrie:

Auch Pharma versucht das Umschalten

Wenn unsere Gene sich verändern lassen, dann können wir dieses Wunder auch gezielt in Therapien einsetzen – dachte sich die Pharmaindustrie. Dass der Gedanke richtig, die Umsetzung aber schwierig ist, zeigte sich Ende 2016 bei einer klinischen Studie des Unternehmens Juno Pharmazeutics. Die Pharmafirma hatte jungen Leukämiepatienten eigene T-Zellen entnommen und diese genetisch so verändert, dass sie künstliche Antikörper gegen einen für die Krebszellen spezifischen Rezeptor bilden können.

Können sollten, müssen wir eher sagen. Denn die Sache ging tragisch schief. Insgesamt sind im Laufe der Studien fünf an Leukämie erkrankte Patienten an den Folgen schwerer Hirnödeme gestorben. Das Unternehmen hat die Studien gestoppt.

Das könnte Auswirkungen auf andere Forschungen rund um die Immuno-Onkologie haben: Wo Patienten bei Studien sterben, werden Forschungsgelder gestrichen. (Vgl. »Erneut zwei Tote bei Gentherapie-Studie«, *Spektrum der Wissenschaft* vom 24.11.2016)

Der Therapieerfolg mit genetisch veränderten Zellen ist im Moment noch schwer einzuschätzen – die Forschung steht noch ganz am Anfang. Bevor wir nun aber Hirnödeme als Nebenwirkung in Kauf nehmen, könnten wir doch die Selbstheilungskräfte des Körpers selbst nutzen. Oder? Der Körper kann nämlich Zellen umschalten in Richtung Gesund. Ganz ohne Pharma. Alles, was er dazu braucht, sind ein

- simples Fahrrad (wahlweise Laufschuhe, ein Fußball etc.),
- Nüsse, Samen, Fisch, Eier (wahlweise NEM)
- und ein Überdruckventil zum Stressabbau (Meditation zum Beispiel, ein Dialog mit einem klugen Menschen hilft aber auch schon weiter.)

Schauen wir uns nun an, WAS genau im Körper passiert, wenn wir auf gesund umschalten.

Umschalten mit Bewegung

Bewegung verändert sichtbar unseren Körper, spürbar unseren Geist und auch unsere Gene. Dass das deutlich messbar ist, zeigen gleich zwei Studien aus dem Karolinska-Institut in Schweden.

Die erste stammt von der Physiologin Juleen Zierath. Sie hat die Methylierungsmuster in den Zellkernen von Muskelzellen gesunder Menschen verglichen mit den Mustern von Typ-2-Diabetikern. Dabei fand sie Hunderte von Abweichungen. Darunter auch Gene, die für die Steuerung der Zellkraftwerke mitverantwortlich sind. In jeder Zelle sind es die Mitochondrien, die aus Glukose oder Fettsäuren die Energiequelle ATP herstellen. Je mehr Mitochondrien in den Zellen arbeiten, desto mehr Energie können wir herstellen. Anders gedacht: Je weniger gut funktionierende Mitochondrien in unseren Zellen die Arbeit tun, desto weniger Energie können wir aus Glukose herstellen. Schlimmstenfalls kommen die Mitochondrien mit ihrem Job gar nicht mehr zurecht und reagieren nicht mehr auf Insulin. Und dann ist er da, der Diabetes.

Andere Wissenschaftler des Stockholmer Karolinska-Instituts haben 23 Freiwillige drei Monate lang immer wieder auf den Heimtrainer gesetzt und gebeten, nur mit einem Bein zu strampeln. Das sah mit Sicherheit seltsam aus, führte aber zu einer ganz wichtigen Erkenntnis:

- Im trainierten Bein waren an mehr als 5000 Stellen im Erbgut der Muskelzellen Veränderungen messbar.
- Im nicht trainierten Bein waren diese Veränderungen nicht messbar.

Wenn diese genetischen Modifikationen einfach irgendwo messbar gewesen wären, dann bräuchten wir uns nicht weiter darum zu kümmern. Sie waren aber an spezifischen Stellen messbar. Und zwar genau da, wo es um das Abschalten geht von

- Genen für Entzündung,
- Genen für den Zuckerhaushalt,
- Genen für den Energiehaushalt.

Alles Dinge, die wir gerne im Griff hätten. Wer hat schon gerne Rheuma? Oder Asthma? Also Entzündung? Wer hat schon gerne einen entgleisten Zuckerstoffwechsel, sprich Diabetes? Wer hat schon gerne einen eingeschlafenen Stoffwechsel?

Niemand. Und deshalb ist folgende Studie so spannend. Es geht dabei um HIT, also um hochintensives Intervalltraining. Schon im Jahr 2009 haben Forscher einen Genschalter untersucht, PGC-1 alpha, der den Aufbau von Zellkraftwerken unterstützt. Besonders in den Muskelzellen. Was zu mehr Kraft und Ausdauer führt, außerdem die Fettverbrennung deutlich verbessert. Das Neue an der Studie ist, dass dieser ausgesprochene Ausdauerfaktor schon mit Zwei-Minuten-Einheiten entstehen kann. Bekannt war bisher die Wirksamkeit dieses wundervollen Genschalters erst nach typisch langem und umfangreichem Ausdauertraining. Kurz und schmerzhaft also bringt das Gleiche wie lang und zeitraubend. Wir haben die Wahl. *(Appl Physiol Nutr Meta. 2009; 34(3):428-32).*

SCHON GEWUSST?

Fit mit HIT

Schon mit zwei Minuten »all-out« – also so viel Krafteinsatz wie möglich – auf dem Heimtrainer ändert sich die Genaktivität in den Muskelzellen. Es werden deutlich mehr Mitochondrien aufgebaut. Dass die zwei Minuten besser aus vier Mal 30 Sekunden bestehen, wird nach der ersten Trainingseinheit klar. Mehr als 30 Sekunden schafft man normalerweise nicht. Ausprobieren!

Der Genschalter funktioniert also denkbar einfach:

Trainieren. Bis. Es. Wehtut.

Das hat einen doppelten Effekt. Neben dem Mehr an Mitochondrien profitieren wir von einem Mehr an Muskeleiweiß. Das kommt so: Die extreme Anstrengung belastet die Muskeln so, dass sie leicht beschädigt werden. Es kommt zu Rissen. Viele kleine Risse! Um diese Risse zu kitten, wandern hilfreiche Zellen aus der Umgebung herbei und bauen sich in die lädierten Muskelzellen ein. So wachsen die bestehenden Muskelzellen an und werden gestärkt.

Wo unser Körper schon einmal mit dem Reparieren angefangen hat, macht er gleich weiter: Andere Zellen oder Proteine werden ungefragt miterneuert. Etwa so, wie wenn wir ein Auto mit einem kaputten Scheinwerfer in die Werkstatt bringen, es am nächsten Tag abholen und nicht nur die Scheinwerfer wie neu vorfinden, sondern zusätzlich ausgebesserte Rostschäden. Das heißt: Wir können Heilung von innen anstoßen, weil uns ein natürliches Reparaturprogramm gegeben ist. Wir müssen es nur tun. Zwei Minuten Radfahren sind ein guter Anfang. Und wir können noch viel mehr tun.

Schalter bauen mit Vitaminen

Methionin macht einen großen Unterschied. Wer viel davon isst – enthalten ist der Wunderstoff in Sesam und Paranüssen, in Eiern und auch in rohem Lachs (Sushi!) –, der bekommt seltener Dickdarmkrebs. Dahinter steht wieder die Fähigkeit unseres Körpers, sich von innen heraus selbst zu heilen. Methionin nämlich hilft dabei, Methylgruppen genau da an die Gene zu heften, wo es um das Abschalten von Krebs geht. Zeigt sich auch bei Nagern: Steckt im Futter zu wenig Methionin, bekommen die Tiere leicht Lebertumore.

Was nun aber, wenn ich kein Sushi mag? Eine ganz einfache, ganz sichere Methioninquelle heißt Carnitin. Carnitin besteht aus Methionin und Lysin. Beides zusammen stößt die Regeneration von innen heraus in einem Ausmaß an, über das ich beim IRONMAN auf Hawaii nur immer wieder staunen konnte. Ich verrate Ihnen hier auch, wo es dieses Wundermittel gibt: in Ihrer Apotheke.

Neben dem Methionin finden wir weitere Zulieferer von Methylgruppen im Supermarkt und in der Drogerie:

- Methylfolat ist die in Lebensmitteln natürlich vorkommende Form der Folsäure (Vitamin B_9).
- Cholin ist Bestandteil von Lecithin. Besonders viele dieser wertvollen Moleküle finden sich im Eigelb.
- Stickstoffmonoxid, das aus der Aminosäure Arginin entsteht, wird mittlerweile auch als ein Schalter diskutiert. Arginin können Sie kiloweise kaufen. Bodybuilder wissen Bescheid.

Viel häufiger und viel lieber als zu klugem Gen-Switch-Food greifen wir oft zu Lebensmitteln, die genau das Gegenteil tun. Die Gesundmachergene ausschalten! Dazu gehören

- Zucker jeder Couleur, dazu gehören auch die Kohlenhydrate, die den Insulinspiegel in die Höhe und die Körperzellen in den Kollaps treiben,
- Nikotin und
- Alkohol.

Gut zu wissen: Zucker, Zigaretten und Bier machen nicht nur dick und blöd, sondern können auch Krebs auslösen. Japanische Forscher haben jedenfalls festgestellt, dass sich die Methylierung der Gene mit jedem Jahr Rauchen immer stärker verändert. Gemessen an Tumoren aus der Speiseröhre. Wohl bekomms!

Was wir uns an dieser Stelle merken: Erstens machen Wohlstandsgifte Krebs. Zweitens hält gesunde Ernährung von innen gesund. Drittens kommt jetzt. Da geht es um gesunde Gedanken, die ebenfalls direkt auf unsere Gene wirken.

Switchen mit Gedankenkraft

Dass gesunde Gedanken zur Heilung von innen beitragen können, ist einerseits goldrichtig. Und andererseits eine Quelle vieler Missverständnisse. Und Zumutungen. Was, wenn zu mir eine Patientin kommt:

»Herr Doktor, ich habe Diabetes Typ 1. Ich sehe schon ziemlich wenig, meine Füße sind schlecht durchblutet. Was mache ich denn nun?«

Sage ich dann: »Gute Frau, machen Sie mal Meditation und heilen Sie sich von innen heraus mit der Kraft guter Gedanken!«? Sage ich natürlich nicht! Ich würde eine völlig falsche Hoffnung geben, und das wäre verantwortungslos. Diabetes Typ 1 geht typischerweise so wenig weg wie ein amputiertes Bein wieder anwächst – da passiert auch mit guten Gedanken nichts. Die Herausforderung für die Patientin besteht darin, sich auf diese Besonderheit einzustellen, so gut es eben geht. Und das durchaus mit der Kraft guter Gedanken.

Diabetes Typ 1 lässt sich heute recht gut einstellen, und dann macht dieser Diabetes auch wenige Probleme. Wer sich diesen Ist-Wert seines Körpers aber nun als Problem stilisiert und sich mental in einen Soll-Wert hereinsteigert, der per se gar nicht zu erreichen ist, der setzt sich unter Stress. Er manövriert sich in einen selbst gemachten »Terror des Sollens« hinein, wie es der Heidelberger Arzt und Therapeut Arnold Retzer einmal formuliert hat (vgl. Klette 2016, S. 89). Auch das ist dann im Blut und in den Zellen messbar: Adrenalin, Noradrenalin. Kann auf Dauer zu Depressionen führen. Will man nicht.

Wenn es keine Hoffnung auf Heilung gibt, ist es gesünder, sich keine Illusionen zu machen, den Verlust zu betrauern und dann nach vorne zu schauen. Gut, das alte Leben kommt nicht mehr zurück – was aber geht jetzt los? Susanne Weil, die zuerst einen Brustkrebs überlebt und dann mit der Diagnose Parkinson konfrontiert wurde, sieht das so: (Klette 2016, S. 187)

»Es liegt viel Trost und auch Hoffnung in der Gewissheit, dass sich neue Wege öffnen können, wenn andere zu Ende sind. Dadurch kann man wieder ins Leben zurück, nicht in das alte, aber in ein neues, anderes. Insofern gab es immer beide Seiten: Die Krankheit, aber auch viel Schönes, was ich sonst nicht erlebt hätte.«

Dass nüchternes Nachdenken auf dem Weg zurück zu einem trotz allem glücklichen Leben hilft, lässt sich sogar molekularmedizinisch nachmessen. In einer Studie wurden Patienten mit Panikattacken und gesunde Probanden untersucht. Die Probanden, die mit schwerer Angst zu kämpfen hatten, zeigten im Gegensatz zu den Gesunden eine geringere Methylierung an einem bestimmten Genabschnitt. Dieses Gen enthielt die Bauanleitung für das Enzym Monoamineoxidase A, das für den Abbau von Serotonin, Melatonin, Adrenalin und Noradrenalin zuständig ist.

Durch die geringe Methylierung war das Gen hochaktiv und sorgte für viel zu viel Oxidase A, die dann viel zu viele Stimmungsaufheller auseinandermontierte. Kein Wunder, dass die gute Laune weg war.

Die Studie konnte nun zeigen, dass sich die Methylierung nach einem sechswöchigen verhaltenstherapeutischen Training verändert. Die Teilnehmer lernten, Situationen anders zu bewerten. Richtig drüber nachdenken! Nach der Intervention war der Grad der Methylierung des entsprechenden Genabschnittes ähnlich wie bei den Personen ohne Panikattacken. Serotonin und die anderen Neurotransmitter wurden somit nicht mehr so schnell abgebaut. Fragt sich nur, was jetzt die Henne ist und was das Ei: Ändert die Stimmung die Genschalter – oder schalten die Genschalter die Stimmung um? Wahrscheinlich ist es wie mit den Läusen und den Flöhen. Es sind immer beide beteiligt. (*Transl Psychiatry. 2016 Apr 5;6:e773*)

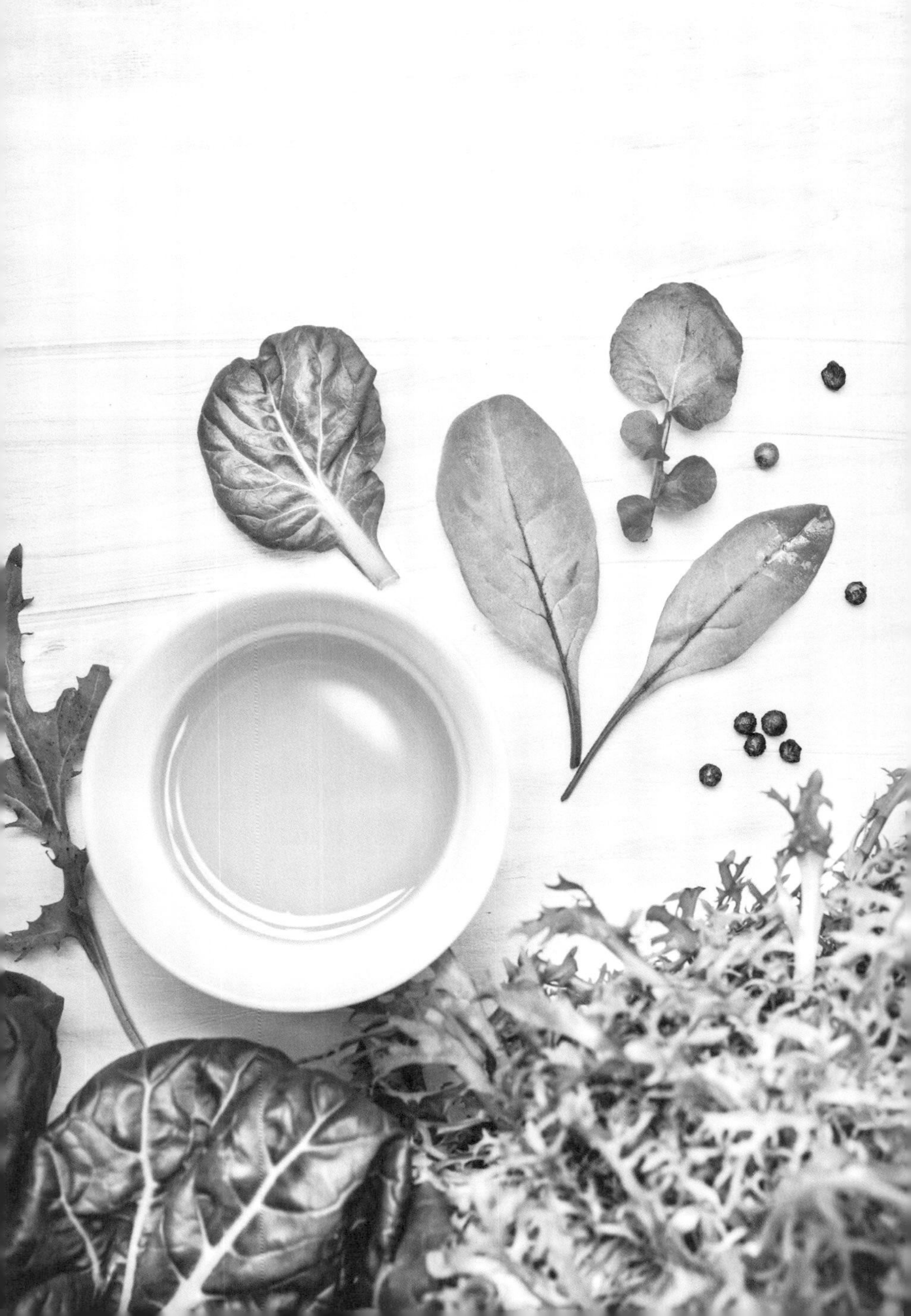

Eiweiß, Fett und Vitamine heilen

Proteine, Fette, Vitamine und Mineralstoffe: Was wir essen, das verwandelt unser Körper in Powermoleküle, die er dann auf wundersame Weise in sich selbst einbaut. So wird aus Käse ein Teil unseres Immunsystems, aus Lachs wird ein Stück Herz, und aus der Leber werden Enzyme. Möglich machen das sechs erstaunliche Meter, die auseinandergefaltet so groß sind wie ein Tennisplatz: unser charmanter Darm.

Proteine: Der wichtigste Weg zur Heilung

Wer leben will, muss essen. Das gilt für jeden von uns, und das hat zwei Gründe: Erstens essen wir Moleküle, um sie gleich zu verbrennen. Das ist unsere Energie. Zweitens essen wir Moleküle, um daraus unseren Körper aufzubauen. So werden wir vom Kind zum Erwachsenen, so bauen wir aber auch jeden Tag die Zellen neu auf, die wir häufiger austauschen müssen: Zellen in der Haut und in der Darmschleimhaut, Lungenzellen, rote und weiße Blutkörperchen. Das sind Zellarten, die besonders schnell erneuert werden. Auch Nerven- und Knochenzellen werden kontinuierlich ersetzt, aber in viel längeren Zeiträumen. Wir renovieren uns Tag für Tag immer ein wenig mehr, und nach ungefähr 30 Jahren haben wir alles erneuert. Kurz nachrechnen: Also schaffen wir zwei bis drei komplette Durchgänge in unserem Leben! Und immer mehr Menschen schaffen sogar vier.

Das wichtigste Renovierungsmaterial ist Eiweiß. Damit bauen wir uns fünf Liter Blut auf. Damit bauen wir uns Knochen auf. Damit bauen wir uns ein Immunsystem. Wir bauen uns das größte Organ des Körpers, den Muskel: rotes Fleisch.

Der menschliche Organismus braucht pro Kilogramm Körpergewicht zwischen einem und zwei Gramm Proteine pro Tag. Wieder kurz nachgerechnet: Wer 70 Kilo wiegt, der braucht 70 bis 140 Gramm Proteine. Die 140 Gramm sind nicht enthalten in 80 Gramm Nudeln und auch nicht in einem Kopf Brokkoli. Die sind enthalten in 17 Eiern. Siebzehn! Wer keinen Sport treibt (was keine gute Idee ist), dem reichen auch neun. Neun!

Denn ohne große sportliche Anstrengungen liegt der Bedarf bei etwa einem Gramm. Bei Menschen mit harter körperlicher Arbeit, bei Sportlern, bei schwangeren Frauen und denjenigen, die sich über Jahre einen Proteinmangel eingebrockt haben, liegt der Wert eher bei zwei Gramm. Ein heißes Thema.

Die Niere will Eiweiß!

Heißt es doch oft, zu viel Protein belaste Nieren und Leber. Dahinter steckt ein medizinischer Denkfehler. Er beruht auf der Tatsache, dass der Kreatininblutwert sowohl bei einer hohen Proteinaufnahme wie auch bei Nierenschäden hohe Werte zeigt. Das eine hat aber mit dem anderen nichts zu tun.

Kreatinin ist das Abbauprodukt von Kreatin. Das befindet sich vorwiegend in der Muskulatur und sorgt hier für ordentliche Muskelkontraktionen. Mit Phosphat verknüpft ist Kreatin ein Energiemolekül. Der Muskel nimmt sich den Phosphatteil aus diesem Molekül, übrig bleiben dann Kreatininmoleküle, die sich über die Nieren aus dem Körper verabschieden.

Ganz logisch also: Menschen mit vielen Muskeln haben viel Kreatinin im Blut. Und Menschen mit weniger Muskeln haben weniger Kreatinin im Blut. Läufer haben also viel, Sesselsitzer wenig. Männer haben tendenziell mehr, Frauen tendenziell weniger.

Wer viel Fleisch ist, hat höhere Kreatininwerte als ein Vegetarier. Aus zwei Gründen: Das im Fleisch enthaltene Kreatin wird während des Erhitzens zu Kreatinin. Und die im Fleisch enthaltenen, für den Körper existenziell wichtigen Aminosäuren Glycin und Arginin werden zu Kreatin synthetisiert, wobei ebenfalls Kreatininbausteine entstehen. Wie stark die Kreatininwerte von der Ernährung abhängen, zeigt eine Studie aus dem Jahr 1989: Bei Vegetariern wurde im Schnitt ein um 30 Prozent niedrigerer Kreatininblutwert gemessen. Und? Waren die deshalb gesünder? Mit ihrem typischen Eiweißmangel wohl kaum. Also: Denkfehler!

Obwohl diese Hintergründe längst erforscht sind, lösen erhöhte Kreatininwerte bei Allgemeinmedizinern immer noch Alarmglocken aus: »Die Niere! Die Niere!« Frage ich: Warum eigentlich die Niere? Ein echter Nierenschaden zeigt sich an erhöhten Kreatininwerten ohnehin erst, wenn die Niere schon zu 50 Prozent (!) ihren Dienst eingestellt hat. Deshalb kann ein Mensch seelenruhig mit hohen Kreatininwerten durchs Leben federn und sich über eine kerngesunde Niere freuen. Leider kann er auch mit völlig normalen Kreatininwerten eine kaputte Niere haben. Man muss also genau hinschauen.

SCHON GEWUSST?

Was der Kreatininwert sagen kann

Erhöhte Kreatininwerte im Blut finden sich oft bei Patienten mit Bluthochdruck oder Diabetes, bei regelmäßiger Einnahme von Medikamenten oder nach Gabe eines Röntgen-Kontrastmittels. Hohe Werte können tatsächlich ein erster Hinweis auf Nierenschäden oder schwere Herzinsuffizienz sein – ob derartige Gesundheitsprobleme tatsächlich vorliegen, muss dann mit anderen Methoden überprüft werden. Der Kreatininwert allein bestätigt derartige Vermutungen noch nicht.

Grundsätzlich ist es richtig, dass Niere und Leber mehr arbeiten müssen, wenn mehr Proteine gegessen werden. Aber ist »weniger Arbeit« grundsätzlich gesünder? Aus Sicht traditioneller Gewerkschafter ist das sicherlich richtig, aus medizinischer Sicht gilt aber das Gegenteil: Nicht »weniger« ist gesünder, sondern das richtige Maß von allem. Gesunde Bewegung macht Gelenke heil, Denken hält das Gehirn jung, Ausdauersport macht ein schlagkräftiges Herz – und Proteine helfen der Niere. Wenn einem Nierenkranken weniger Eiweiß gegeben wird, dann wird zwar vielleicht seine Niere geschont, aber auch sein Immunsystem zerstört. Und dann ist sie da, die Lungenentzündung, wie so oft zu beobachten bei Dialysepatienten. Deren Eiweißkonsum ja – jedenfalls bisher – stets eingeschränkt wurde.

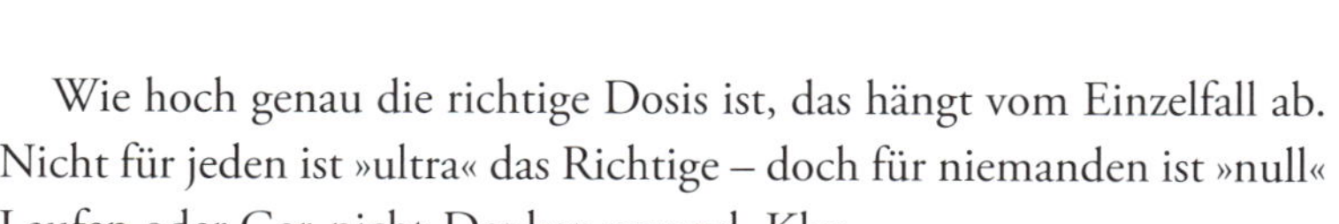

Wie hoch genau die richtige Dosis ist, das hängt vom Einzelfall ab. Nicht für jeden ist »ultra« das Richtige – doch für niemanden ist »null« Laufen oder Gar-nicht-Denken gesund. Klar.

Die somatische Intelligenz gibt einen guten Anhaltspunkt, wie viel Protein der Körper braucht. Denn Proteine machen satt. Vor allem dann, wenn wir das weiße Brötchen unter und die Portion Ketchup auf unserem guten Stück Fleisch weglassen. Wirklich wertvolle Proteinschätze schmecken auch ohne.

Gelatine macht Gelenke gesund

Aus Eiweiß baut der Körper sich selbst, mit Eiweiß heilt er sich auch selbst. Erinnern Sie sich an meine News vom Juni 2016? An die Wunderheilung eines Landwirtes mit Coxarthrose, dem die Hüftprothese bevorstand? Der 64-Jährige war nach sechs Wochen Einnahme von Gelatine und Vitamin E schmerzfrei. Operation: überflüssig. Schwer einzusehen für hiesige Chirurgen, die im Jahr 2015 allein in Deutschland, allein bei den über 60-Jährigen, allein bei den Frauen in dieser Altersgruppe 122 000 künstliche Hüften montiert haben (*Deutsches Ärzteblatt* vom 04.11.2016).

»Gehen kann ich schon noch, aber die Schmerzen in der Hüfte halt' ich nicht mehr aus«, sagte mir der Landwirt in meiner Praxis. Einem Landwirt glaube ich das. Und beim Thema Arthrose kenne ich mich aus. Da habe ich ganz persönliche, sehr leidvolle Erfahrungen. Also verschreibe ich dem Landwirt ein Gramm Vitamin E und außerdem Gelatine täglich. Haushaltsgelatine. Täglich 5 x 5 Zentimeter. Aufgelöst in heißer Flüssigkeit. In Tee. Nach sechs Wochen ruft er mich an. Glücklich. Die Schmerzen hätten sich in Wohlgefallen aufgelöst, und eine Operation brauche er jetzt nicht mehr. »Danke!«

Landwirte haben einen sehr gesunden Menschenverstand. Der Hof macht Arbeit, da ist man vorsichtig mit komplizierten Operationen, die immer viel zu lange dauern. Und so lange er keine Schmerzen hat, sind dem Landwirt auch Röntgenbefunde egal. Das ist Frohmedizin.

Was steckt dahinter? Arthrose beginnt mit dem Untergang des Gelenkknorpels. Der wird dünner und verschwindet. Die Knochen reiben aneinander, entzünden sich, schmerzen jeden Tag schlimmer. Abhilfe: Operation. Künstliches Hüftgelenk. Das ist Schulmedizin. Wer auf das Leben setzt, der will statt Metall zu verbauen lieber den Knorpel erhalten.

Knorpel ist Kollagen. Also ein Protein, bestehend aus mehreren Aminosäuren, besonders aus Prolin, Glycin und Lysin. Dieses Kollagen kann man chemisch spalten mittels Wasser und bekommt dann ein Kollagen-Hydrolysat. Wird dieses Spaltprodukt gereinigt und gemahlen, entsteht Gelatine.

Knorpel ist Gelatine. Und andersherum ist es auch wahr: Gelatine ist Knorpel. Mäusen gefüttert und radioaktiv markiert, wandert Gelatine durch den Verdauungstrakt der Nager und landet schließlich in deren Gelenken. Mit dem Geigerzähler lässt sich das wunderbar nachvollziehen. Die Radioaktivität ist in den Gelenken der Mäuse mit Gelatinefutter zweimal höher als bei der Kontrollgruppe, die nur Prolin bekommen hat. Heißt: Wenn wir Gelatine essen, kommt die nach einer Weile sicher in unseren Gelenken an.

Gelatine ist wirksam gegen Arthrose, wenn sie in der richtigen Menge über lange Zeit eingenommen wird. Zum Beispiel täglich zehn Gramm. Warum so viel? Der Abbau hat viele Jahre gedauert, da braucht es zur Kernsanierung etwas mehr. Wobei dieses »etwas mehr« bei jedem Menschen anders aussieht: Bei allzu viel Stress fehlt Tryptophan, das kann zu Depressionen führen. Fehlt Arginin, gibt's kalte Hände und Füße. Fehlt Prolin, Glycin oder Lysin, dann ist man anfällig für Arthrose. Besonders dann, wenn man so hart körperlich arbeitet wie ein Landwirt oder den Knien mit Adipositas allzu viel Gewicht aufdrückt. Sage nicht nur ich, das bestätigt auch ein Kollege:

»Wunder passieren immer wieder! Wer hätte das gedacht? Und damit Sie erfahren, dass Sie nicht in den Wind gesprochen haben, sondern gegen den Wind, hier das Feedback: Im März hatte mein Patient plötzlich Schmerzen in der Hüfte. Immer dann, wenn er von seinem Arbeitshocker aufstand und wenn er Treppen stieg. Ab sofort jeden Abend 9 Gramm Gelatine, vermischt mit etwas Vollmilch. Sukzessive Besserung, jetzt keine Schmerzen mehr und keine Bewegungseinschränkung mehr beim Aufstehen vom Arbeitshocker.«

Gelatine hilft dem Knie! Früher haben wir unsere Beute eben im Ganzen gegessen. Rotes Fleisch mit Knorpeln. Ein Löwe tut's heute noch. Hat der Arthrose?

Rotes Fleisch ist ungefährlich

Wenn wir Mahlzeiten zubereiten und essen, dann aus medizinischer Sicht nur deshalb, um diese Nahrungsmoleküle in Bestandteile unseres eigenen Körpers zu verwandeln. Letztendlich also in rotes Fleisch. Das ist das Ziel.

Frage ich ganz naiv: Warum kochen wir dann überhaupt Nudeln, Kartoffeln und Reis, wenn sich daraus gar nicht das herstellen lässt, was wir so notwendig brauchen? Warum glauben wir sogar, dass rotes Fleisch für uns nicht gesund sei? Wo wir doch selbst daraus bestehen? Rotes Fleisch ist tatsächlich das Optimum aller Nahrungsmittel für den Menschen. Wenn es dann noch roh wäre, also wirklich Vitamine enthalten würde, hätten wir unsere lebenswichtigen Bausteine und wären sicher auf dem Weg zur Heilung.

Woher aber kommt der so verbreitete Denkfehler, dass rotes Fleisch uns schadet? Dass rotes Fleisch Krebs auslöst, Herzinfarkt erzeugt, dass rotes Fleisch uns … umbringt!? Der Denkfehler passiert immer, wenn aus Zehntausenden von Studien ein paar wenige herausgepickt werden, die sich durch ein besonders schlechtes Studiendesign auszeichnen, wenn man diese Studien dann auch noch falsch interpretiert und außerdem keine Ahnung von den Hintergründen hat. Fangen wir deshalb an mit den Fakten, die tatsächlich gegen rotes Fleisch sprechen. Hier also die Hintergründe:

- Zu Wurst verarbeitetes, minderwertiges Fleisch mit viel Nitrit ist tatsächlich nicht gesund.
- Rotes Fleisch aus den USA enthält vier dort erlaubte Anabolika, die unsere Gesundheit sicher nicht fördern.
- Rotes Fleisch von Tieren, die sich ihr ganzes Leben nicht bewegen dürfen, schadet uns wegen der enthaltenen Fettmassen. Für uns gesund ist bewegtes rotes Fleisch, zum Beispiel also Wild. Da ist das Fett längst verbrannt.
- Rotes Fleisch von minderwertig ernährten Tieren schadet uns wegen seines hohen Gehalts an Omega 6. Diese Sorte Omega sorgt für Entzündung, macht uns krank. Früher war ein Karibu so reich an Omega 3 wie jeder Fisch. Omega 3 drückt Entzündung weg, macht uns gesund. Und so war es eigentlich gedacht.

Der Denkfehler beruht auf einer Verwechslung: Rotes Fleisch an sich ist für uns das Optimum an Gesundheit. Das gilt aber eben nur für gesundes rotes Fleisch. Und ganz gewiss nicht für das übelriechende, in Plastikfolie eingeschweißte, rot gefärbte und zu Tode gewürzte Endprodukt, das man uns zu Sonderpreisen hinterherwirft, sobald die Werbeabteilungen die neue »Grillsaison« posaunen.

Wenn wir präzise Fakten zu rotem Fleisch wollen, brauchen wir präzise Studien. Eine solche stammt vom Karolinska-Institut in Stockholm. Hier wurde bei 40 000 Männern klar unterschieden zwischen einer Ernährung mit frischem rotem Fleisch und einer Ernährung mit verarbeitetem rotem Fleisch, also mit den gewöhnlichen Kühlregalsünden wie Wurst, Hot Dogs, Salami, Schinken, Leberpastete, Blutwurst. Hier zeigte sich prompt eine Lösung des Rätsels rund um das rote Fleisch:

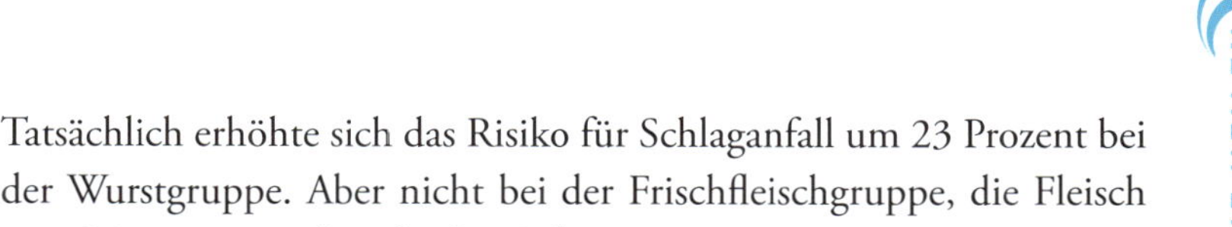

Tatsächlich erhöhte sich das Risiko für Schlaganfall um 23 Prozent bei der Wurstgruppe. Aber nicht bei der Frischfleischgruppe, die Fleisch vom Metzger genießen durfte. Gebraten.

Diesen Befund bestätigt die schwedische »Mammographie-Kohorte«, in der Frauen mit der meisten Wurst auf dem Teller 24 Prozent mehr Schlaganfälle bekamen. Also Achtung: Es gibt ihn wirklich, den Zusammenhang zwischen Wurst und Schlaganfall.

SCHON GEWUSST?

Nitrit macht Fleisch ungesund

Rotes Fleisch ist gesund. Aber die in verschiedenen Wurstsorten zugesetzten Nitrate und Nitrite machen aus gesundem Fleisch tatsächlich Krebsauslöser. Der Grund: Nitrit reagiert mit dem zweiwertigen Eisen Hämoglobin (Hb). Das wird daraufhin zu einem dreiwertigen Eisen Methämoglobin (Met-Hb) und verliert so seine Fähigkeit, Sauerstoff zu transportieren. Die ungesunden Folgen: Kopfschmerzen, Übelkeit, Atemnot, bei hohen Anteilen an Met-Hb im Blut (ab 45 %) kann es sogar zum Kollaps kommen. Noch problematischer ist die Reaktion von Nitrit mit sekundären Aminen in Fleisch, Wurst und Käse. Reagieren diese im Verdauungsvorgang mit Nitrit, entstehen Nitrosamine. Die sind krebserregend. Gute Nachricht: Vitamin C hemmt die Reaktion.

High Performance: Schneller, schlanker, stärker

Proteine also. Ohne Proteine ist Gesundheit nicht möglich. Unser Körper zieht sie heraus aus rotem Fleisch und aus Käse, aus Eiern und Fisch, auch aus Linsen und natürlich auch aus hochwertigen Eiweißshakes.

Vorausgesetzt allerdings, die Enzyme im Darm arbeiten korrekt. Dann können die Nahrungsproteine zerlegt werden in einzelne Aminosäuren: Dipeptide bestehen aus zwei, Tripeptide aus drei Aminosäuremolekülen. Die dann weiter verbaut werden.

Vom Teller in den Muskel

Damit die fein zerlegten Proteinstücke aus Fleisch, Käse und Co. den Darm verlassen können, brauchen sie Hilfe. Die Zellen der Darmwand besitzen für diesen Zweck extra eingelagerte Transportproteine. Die geleiten die Di- und Tripeptide durch die Zellmembran.

Damit das funktioniert, müssen weitere Stoffe mithelfen. Häufig sind das positiv geladene Natriumionen. Sie sind so etwas wie der Fahrschein für die Aminosäure, für die Fahrt mit dem Aminosäuretaxi aus dem Inneren des Darms in die Darmzelle. Und von dort aus weiter in die Blutbahnen. Im Blut werden die Aminosäuren durch den gesamten Körper gefahren. Die Blutbahn teilt sich in immer kleinere Kapillaren auf, die sich überall hindurchziehen und allen direkt angelagerten Zellen die Möglichkeit geben, sich an den angelieferten Baustoffen ihrem Bedarf entsprechend zu bedienen.

Aus der Blutbahn geht es mit ähnlichen Taxis in die Gewebezellen, beispielsweise in eine Muskelzelle. Dort, im wässrigen Zellinneren, warten die Di- und Tripeptide auf ihren Einsatz. Früher oder später kommt dann eine tRNA, dockt an die Aminosäure an, führt sie zu einer Kopie eines DNA-Strangs und baut sie dann DNA-planmäßig in ein neues Protein ein. Ein solches Protein kann sich aus Tausenden Aminosäuren zusammensetzen. Wie etwa Myosin: Das entscheidende Molekül für jede Muskelkontraktion bündelt sich zu derartig großen Myosin-Filamenten zusammen, dass wir es unter dem Mikroskop sehen können.

Die Molekülverwandlung vom roten Fleisch auf unserem Teller in unseren Muskel ist ein Wunder der Evolution, aber doch alltäglich. Wirkliche Wunder erleben wir, wenn wir uns dem Geheimnis Eiweiß noch viel radikaler anvertrauen. Dann kommt es zu drei Effekten, die sich praktisch jeder von uns sehnlichst wünscht – mal heimlich, mal unheimlich … Es geht um

- mehr Tempo beim Laufen,
- mehr Gewichtsverlust bei einer Diät,
- mehr Muskeln beim Krafttraining.

Proteine machen schneller

Die einfachste, die schnellste Möglichkeit, sich im Sport zu verbessern, heißt Low Carb. Oder besser noch: No Carb. Aus drei schlichten Gründen. Wenn wir Kohlenhydrate weglassen und uns stattdessen von reichlich Proteinen ernähren,

- dann verlieren wir Gewicht. Massiv.
- Wir bauen uns mehr Kraftwerke pro Muskelzelle: Mitochondrien.
- Wir vergrößern unsere oxidative Kapazität: VO2max.

Warum tun wir's dann nicht einfach? Weil es nicht ganz einfach ist. Die komischen Blicke allein, wenn man das Brötchen am Morgen verschmäht, die Pasta am Mittag und dann auch noch Pizza und Bier am Abend. »Geht's noch? Wovon lebst du eigentlich?« Das sind noch die harmlosen Reaktionen.

Manchem fällt das Umsteigen leichter, wenn es noch radikaler ist: Gar kein »normales« Essen mehr. Nur noch Proteinpulver. Im Forum unter *www.strunz.com* wird diese Methode unter dem Stichwort »Geheimplan« gehandelt. Selbst als Sportler kann man gut und gerne zwei Wochen lang nur nach dem »Geheimplan« leben. Profi-Bodybuilder praktizieren das seit Jahrzehnten: Die letzten 14 Tage vor dem entscheidenden Wettkampf nur noch hochwertiges Eiweißpulver. Protein macht eben nicht nur schneller, sondern auch schöner …

Kohlenhydrate weglassen, stattdessen Eiweiß satt – das macht auf langen Strecken erfolgreicher, messbar schneller. Weil die Zellen endlich aufhören dürfen, sich an der Last der Nudeln abzuarbeiten, und sich auf das konzentrieren dürfen, wofür sie gebaut sind: Fettstoffwechsel!

Heute ist diese Wahrheit in Sportlerkreisen kein Geheimnis mehr – mich beschäftigt diese Frage seit fast 30 Jahren, und damals fand ich wenige, die mir glauben wollten. Blenden wir zurück zum Jahreswechsel 1988/89:

Ich trainiere an der Côte d'Azur. Tagtäglich bis zum Erbrechen. Buchstäblich. Bei den langen Radausfahrten fällt mir auf, dass meine zwei hochtrainierten Begleiter alle zwei Stunden nachtanken. Hier ein Croissant von der Bäckerei, da Schoki von der Tanke. »Holla«, denke ich still bei mir, »wie machen die das wohl auf Hawaii? Wenn man da zehn, elf, zwölf Stunden in der Lavawüste vor sich hin taumelt?«

Jähe Erkenntnis, die meinen Kopfrechner ankurbelt: Pro Stunde nimmt der Magen etwa 60 Gramm auf. Also 240 Kalorien. Wer durch die Wüste rennt, verbraucht locker vier Mal so viel, etwa 1000 Kalorien pro Stunde. Wo sollen die herkommen? So viele Carbs kann man auch bei heftigstem Carb-Loading nicht auf Vorrat auftanken. Im Wasser kraulend kann man sowieso nichts essen. Und später, beim Lauf durch die Wüste, kommt man typischerweise nicht an Bäckereifachgeschäften vorbei. Kohlenhydrate sind deshalb schon beim Start in den Wettkampf tief im Defizit. Nicht mehr aufholbar. Also ist der Wettkampf unmöglich? Eben nicht.

Eben nicht, wenn wir den Antrieb umstellen. Von Brötchentanken zu Bauchfettverbrennen. Schon im Training müssen wir dem Körper das beibringen. Stundenlang. Indem wir ihn mit so viel Eiweiß versorgen, dass er uns die Muskeln nicht angreift, und ihn ansonsten von den paar Prozenten Fett leben lassen, die auch nach dem härtesten Training immer noch irgendwo im Körper versteckt bleiben. Auch wenn das nur noch drei Prozent sind …

Resultat? In jenem Jahr damals sauste ich durch fünf verschiedene Ironman-Wettkämpfe in der weiten Welt und legte noch den Ultraman Hawaii oben drauf. Das hatte zuvor noch nie jemand versucht. Und gleich drei Mal gewonnen hatte das auch noch nie einer.

Habe ich also gemacht und als meine persönliche Medizinstudie zu den Akten gelegt. Bewiesen: Im Fettstoffwechsel ist man außerordentlich fix unterwegs. Man erspart sich auf der Rad- und auf der Laufstrecke die vielen Zucker-Aufs- und -Abs. Spart sich das Taumeln, die Einbrüche der üblichen Kohlenhydrat-Junkies, die allzu oft aufgeben

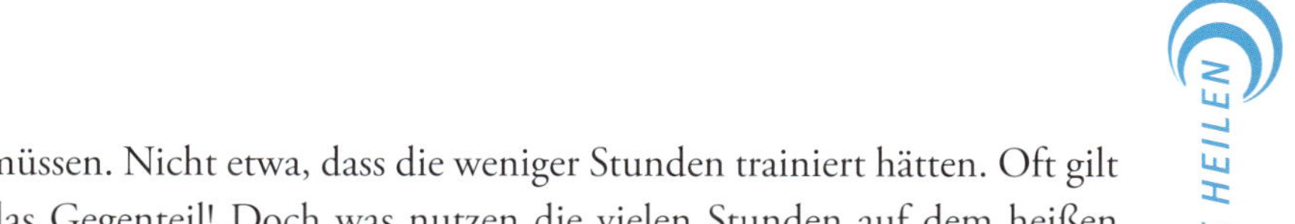

müssen. Nicht etwa, dass die weniger Stunden trainiert hätten. Oft gilt das Gegenteil! Doch was nutzen die vielen Stunden auf dem heißen Teer, wenn im Tank die falsche Energie verbrannt wird? Nix. Gar nix. Heißt für uns: Nachdenken hilft! Wer schneller laufen will, muss Proteine verbrennen können. Und Fett.

Der Trick heißt ganz einfach: Verwöhne deine Mitochondrien. Deine Muskelkraftwerke. Tue ihnen Gutes, und sie lohnen es dir. Wie das funktioniert, hat man an der UCLA, meiner Universität in Los Angeles, erforscht. Veröffentlicht in *J Int Soc Sports Nutr. 2010; 7: 13*. Da bekamen ein paar ältere Freizeitsportler (im Durchschnitt 58 Jahre) ein Pülverchen zu schlucken.

Ein Wunderpulver. Bestand aus drei Aminosäuren, drei Vitaminen und Alpha-Liponsäure. Ihnen alles bekannt. Resultat: Die anaerobe Schwelle wurde um 17 Prozent verbessert, verschoben. Heißt erstens: Sie konnten deutlich schneller rennen als vorher. Und zweitens: Sie wurden später sauer.

Die Wirkung wurde auf dem Fahrradergometer gemessen: Erfolg trat bereits nach einer Woche Pulver ein und blieb über drei Wochen konstant. Genauso lang lief die Studie.

Das Wunderpulver? Arginin, Citrullin, Taurin, Vitamin C, Vitamin E, Folsäure und Alpha-Liponsäure.

Die Forscher meinten, dass für die drastische Verbesserung der sportlichen Leistung in erster Linie das enthaltene Arginin entscheidend war. Versteht sich: An der gleichen UCLA sitzt ja einer der Nobelpreisträger, die sich mit Arginin, besser mit NO beschäftigt hatten. Mit NO, welches die Durchblutung maximal steigert (Nobelpreis 1998). Auch und besonders der Beine. Arginin ist schon lange der Geheimtipp meiner Leistungssportler.

Kommen wir jetzt von unserem ewigen Traum vom »schneller!« zu unserem nächsten Lieblingstraum: »Schlanker!«

Mit Eiweiß endlich schlanker

Das Wachstumshormon HGH ist wohl die am meisten beglückende Substanz im menschlichen Körper. Seit dem genialen Experiment von

Rudman (*N Engl J Med. 1990; 323:1-6*) nennt man dieses Hormon den Jungbrunnen und spritzt es in Anti-Aging-Kliniken all jenen, die es sich leisten können. Alle lieben HGH, weil Wachstumshormone

- die radikalsten Fettverbrenner in unserem Körper sind,
- sie sogar das Fett von der Innenseite der Blutgefäße ablösen,
- sie Muskeln wachsen lassen. Was bedeutet, dass die seit unserer Geburt in immer gleicher Anzahl vorliegenden Muskelzellen stark gemacht werden. Nicht vermehrt, denn das geht nicht! Stärker werden die Zellen, und das macht die Sache so anspruchsvoll …
- HGH macht außerdem Knochen hart. Wachstumshormone sind das stärkste Mittel gegen Osteoporose.

Wachstumshormone sind teuer, werden also nur selten gespritzt. Klar. Doch halt! Nicht einfach weiterblättern! Jeder kann das Wunderhormon bekommen. Zu null Kosten. Zum Beispiel, indem er Hyperglykämie vermeidet, also erhöhten Blutzucker. Den jeder von uns nach jeder Kohlenhydratmahlzeit hat. Vor allem der Diabetiker. Aber eben auch jeder von uns dann, wenn er Zucker, wenn er Kohlenhydrate isst. Lässt er die weg, steigt der HGH-Spiegel an, die Pfunde purzeln, die Stimmung steigt. Berichtet einer, der es gerade erlebt und dabei 25 Kilo verloren hat:

»Vor einem Jahr – ca. 130 kg, bei 192 cm Körpergröße – habe ich Ihr Tomaten-Buch in die Finger bekommen, verstanden, wiege jetzt nur noch 105 kg. Gerade komme ich aus dem Urlaub zurück, Valle Cannobina am Lago Maggiore, ein klarer Gebirgsbach mit tiefen Badegumpen. Ich bin vorgestern zum ersten Mal seit über zwanzig Jahren wieder einen sauberen Kopfsprung von einem höheren Felsen gesprungen – das Leben kann so schön sein! Das wäre mit 130 kg nicht gegangen. Also Danke dafür! Und jetzt? Voller Motivation die Saison der Volks-

läufe im Spätsommer nutzen: Anmeldung für den Halbmarathon in drei Wochen. Bis dahin täglich laufen, schwimmen, Gymnastik. Ziel: So viel Gewicht wie möglich verlieren und eine Zeit unter 2 Stunden. Ernährung: Drei Wochen nur Eiweiß, Mineralien, Omega 3, BCAA, Kreatin. Es lohnt sich, denn bei No Carb habe ich gemerkt: Was weg ist, ist weg und bleibt auch weg. Nächstes Jahr wieder Valle Cannobina – dann probiere ich den Salto.«

Was weg ist, ist weg und bleibt auch weg! Das ist der Punkt. Kohlenhydrate weglassen ist also der eine Trick, HGH hochzutreiben. Den anderen Trick schaffen Sie im Schlaf. Wörtlich!

Denn genau dann produziert jeder Körper HGH selbst. Vor allem, wenn wir ruhig, fest und tief schlafen. Also in der Tiefschlafphase. Also genau in der Phase, die viele von uns gar nicht erreichen. Jetzt wissen Sie, weshalb ich so oft und mit welchem Hintergedanken Tryptophan empfehle.

Schon im Jahr 2010 hatte uns van Vught (*Eur J Clin Nutr. 2010;64(5):441-446*) einen weiteren Wunderstoff verraten, mit dem sich die körpereigene HGH-Produktion ankurbeln lässt. Getestet wurden vier verschiedene Drinks:

- Sojaeiweiß
- Gelatine
- Laktalbumin
- Milcheiweiß

Nach einmaliger Gabe von nur 0,6 Gramm pro Kilogramm Körpergewicht wurden während fünf Stunden alle 20 Minuten Blutproben entnommen. Und die Gesamtmenge an Wachstumshormon (genauer: Gesamtfläche unter der Kurve) analysiert. Ergebnis:

- Sojaeiweiß 5,0 µg/l
- Gelatine 8,2 µg/l
- Laktalbumin 4,5 µg/l
- Milcheiweiß 6,4 µg/l

The winner is … Gelatine! Das hat mich sehr erstaunt, weil doch Gelatine ausdrücklich kein Tryptophan enthält. Und kein Cystein. Dennoch lässt Gelatine unser Jungbrunnenhormon um den Faktor 8 ansteigen. Wie kann das sein?

Gelatine ist zwar tatsächlich insgesamt minderwertig, enthält aber am meisten Arginin. Und von Arginin (und Lysin) wussten wir schon längst, dass es Wachstumshormon besonders stimuliert. Arginin kennen wir alle: Das ist der Stoff, der die Blutgefäße weitstellt. Und der nicht ohne Grund ein »Ganzkörper-Viagra« genannt wird. Der Geheimtipp meiner Leistungssportler.

Also: Muskeln wachsen, Fett schmilzt, Knochen werden stärker. Ich habe Gelatine ganz offensichtlich unterschätzt.

Doch aller guten Dinge sind drei: Nachdem wir uns schon mit »schneller« und mit »schlanker« befasst haben, wagen wir uns nun an »stärker«.

Das Geheimnis definierter Muskeln

Wie eng das Thema Muskelkraft mit dem Thema Verletzungspech zusammenhängt, wird am Beispiel des Fußballers Franz Beckenbauer klar. Verletzungspech? Das hatte der selten bis gar nicht. Warum?

Ich vermute, der Grund war seine innere Haltung: Dem waren seine Beine heilig! Der war stolz auf sie! Also hat er sie trainiert. Viel mehr als die anderen. Und konnte dann auch in der 80. Minute, in der 85. Minute immer noch leichtfüßig dem blitzartig ausgestreckten Bein des gegnerischen Verteidigers ausweichen. Jeder andere ist voll reingerasselt und hat sich verletzt. Das war der Unterschied.

Verletzungspech hat direkt etwas mit dem Trainingszustand zu tun. Nicht nur mit dem spezifischen wie Fußballtraining, sondern mit dem allgemeinen. Jeder weiß das, der schon einmal mit angeknacksten Knochen vom Skiurlaub nach Hause gekommen ist. Und jeder weiß das,

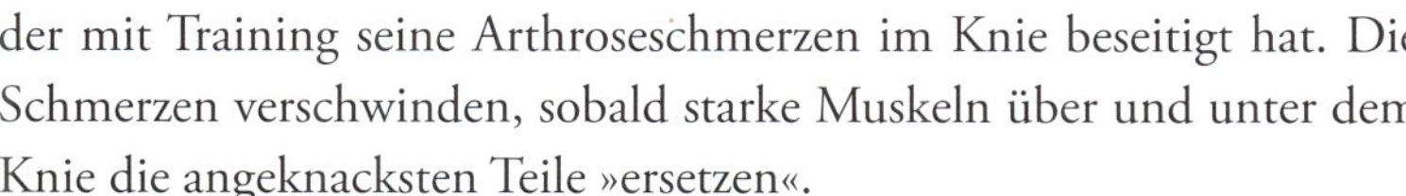

der mit Training seine Arthroseschmerzen im Knie beseitigt hat. Die Schmerzen verschwinden, sobald starke Muskeln über und unter dem Knie die angeknacksten Teile »ersetzen«.

Funktionell ersetzen! Dass das funktioniert, sehen wir an Kniegelenken von Profi-Fußballspielern und sehr eindrucksvoll auch bei Skifahrern. Im MRT. Da ist nichts mehr in Ordnung. Da ist alles zerfetzt und operiert. Arthrose bekommen diese Profis früh. Bloß eben … keine Schmerzen! Keine Einschränkungen! Fakt ist: Kraft nimmt Schmerz.

Logisch. Dennoch ist das nicht der einzige Weg zu gesunden Muskeln: Es gibt noch einen weiteren, der mich sehr erstaunt hat. Auf die Idee gekommen ist Fußballer Mesut Özil (27). Der hat nach einer langwierigen Knieverletzung nach der WM 2014 seine Ernährung umgestellt. Zitat:

> »Ich trinke viel mehr Wasser. Ich esse auch kein Brot mehr. Ich fühle mich plötzlich viel besser, und die muskulären Verletzungen werden immer seltener.«

Fußballspieler, besonders die millionenschweren, die Weltmeister, zeigen uns, dass es anders geht – und der subjektive Eindruck Mesut Özils wird durch zahlreiche Studien bestätigt:

- Eiweiß reguliert den Muskelaufbau selbst ohne Bewegung. Bewiesen mit radioaktiv markierten Aminosäuren.
- Laut radioaktiver Messung ist der Einbau in die Muskulatur dann am größten, wenn die Aminosäuren direkt vor dem Training eingenommen werden.
- Krafttraining regt den Muskel also zu weiterem Wachstum an. Aber nicht im nüchternen Zustand! Nüchtern ist Training keine Stimulation für Muskelaufbau.
- Und *last but not least:* Ein oberes Limit für die Muskelproteinsynthese ist nicht bekannt. Wurde noch nie gefunden.

Also erst Sojadrink, dann ab ins Studio? Kann es heißen. Ist aber nicht optimal: Pflanzliches Eiweiß ist weniger wirkungsvoll als hochwertiges (!) tierisches Eiweiß. Eigentlich eine Selbstverständlichkeit: Unsere Muskeln bestehen schließlich nicht aus Soja. Meine zumindest nicht.

Wenn Sie Ihren Muskeln auch bestes Eiweiß gönnen wollen, werfen Sie doch einmal einen Blick auf folgende Liste:

Proteingehalt pro 100 g (ca.)	
Reh	24 g
Wildschwein	19,5 g
Schweineschnitzel	22 g
Rinderfilet	20 g
Forelle	19,5 g
Hering	18 g
Ei (1,5 Stück Gr. M)	12 g
Gouda (mild)	23 g
Proteinpulver	Siehe Packung

Wer 70 Kilo wiegt, sollte jeden Tag mindestens 70 Gramm Proteine zu sich nehmen – also 1 Gramm pro 1 Kilo Körpergewicht. Weil kaum einer jeden Tag acht Eier oder 400 Gramm Hering essen mag, bietet sich eine gesunde Mischung aus verschiedenen proteinhaltigen Lebensmitteln an. 70 Gramm Proteine kommen über den Daumen gepeilt zusammen mit

- 2 Eiern,
- 200 Gramm Rinderfilet,
- 50 Gramm Gouda.

Defizite lassen sich aufs Gramm genau mit Proteinpulver ausgleichen. Jeden Tag!

Fette: Machen einfach fit

Das Herz beginnt zu schlagen, wenn ein Mensch nur eine kleine Ansammlung von Zellen im Mutterleib ist. Schon nach 22 Tagen! Staunen wir also wieder über unser Wunderherz. Und wo wir schon dabei sind, staunen wir doch weiter über das Wunder unserer Haut, über unsere Augen und die erstaunliche Power von Muttermilch. In jedem dieser Wunder spielt Omega 3 eine entscheidende Rolle.

Powerherz dank Omega 3

Unser Herz ist ein erstaunlicher Muskel, der alles alleine tut. Ganz von selbst. Er spannt sich an, er entspannt wie der Bizeps, wie die Wade, aber eben … automatisch. Nicht etwa nach festgelegtem Programm, sondern adaptiv. Je nach Situation schlägt das Herz schneller oder langsamer. Der Wundermuskel weiß genau Bescheid, wann er sich anstrengen soll und wann er entspannen darf. Und hört einfach nicht auf. 70, 80, 90 Jahre schlägt unser Herz für uns und … wenn wir gesund bleiben, merken wir das nicht einmal. Ein unbegreifliches Wunder. Mir jedenfalls unbegreiflich. Also sollten auch wir Ärzte das Wunder mit Respekt behandeln. Sollten …

Nachts in der Klinikambulanz: Ein Sportler mit extremen, mit wirklich beängstigenden Herzrhythmusstörungen steht an der Rezeption. »Herzstiche!« Sofort wird ein EKG gemacht. Ergebnis: nichts. Vorsichtshalber bekommt der Sportler eine Tablette gegen Rhythmusstörungen. Kurz darauf das gleiche Drama noch einmal: nachts, Ambulanz, Todesangst. Da bekommt er ein zweites Mittel. Dann wieder das gleiche Spiel. Und ein drittes Mittel. Und dann noch einmal der gleiche Horror. Da wird geraten zu einer Ablation am Herzen. Ein tiefer und nicht ungefährlicher Eingriff, bei dem überzählige oder krankhafte Leitungsbahnen verödet werden. Und was erlebt der Patient: »Hilft nicht …«

Es ist immer das Gleiche: respektlos! Da wird das Wunderherz als mechanische Pumpe gesehen. Tablette rein, Deckel drauf. Die Pharmafirma hat Wirkung versprochen … und alle glauben es. Sie und ich aber nicht. Weil wir verstanden haben, dass Heilung nicht von außen geschieht, mit Pharma und Skalpell. Sondern von innen. Mit Molekularmedizin.

Respekt vor der Schöpfung

Und die lehrt uns, dass der Herzmuskel für sein unermüdliches Schlagen einige Bausteine benötigt:

- in erster Linie Kalium,
- außerdem Magnesium
- und Sauerstoff, der sich am besten durch weitgestellte Blutgefäße transportieren lässt. Das schafft das Gas NO. Freigesetzt durch Arginin (da ist es wieder, unser Ganzkörper-Viagra).
- Dann braucht unser Herz den Wunderstoff Omega 3, der allein schon das Vorhofflimmern deutlich reduziert – bei richtiger, sehr hoher Dosis.

Das meine ich mit Respekt vor der Schöpfung. Der Herzmuskel kann, was er soll. Über Millionen Jahre hat die Evolution dieses Wunderwerk entwickelt. Und ab Tag 22 schon dürfen wir unser eigenes Herzwunder erleben. Aber nur dann, wenn wir unser Herz richtig ernähren! Sonst tickt es leider aus …

Noch einmal: Die Evolution hat es nicht so eingerichtet, dass der Herzmuskel von chemisch hergestellten Pharmatabletten lebt. Die Evolution hat es auch nicht so eingerichtet, dass das Herz irgendwann auf dem OP-Tisch zurechtgeschnippelt werden muss. Das Leben funktioniert anders. Das Leben funktioniert per Epigenetik.

Und das heißt ganz simpel: Wer gesund sein will, braucht Fett. Braucht Omega.

Vom Meer mitten ins Herz

Warum heißt es eigentlich, ausgerechnet Fisch enthalte so viel gutes Omega? Schon gewusst? Es liegt an den Zellmembranen. Die der Fische enthalten viele Omega-3-Fettsäuren. Und zwar viel, viel mehr als die Zellmembranen von Rind! In Fisch stecken genau die für unseren Körper richtigen und wertvollen Fettsäuren: EPA (Eicosapentaensäure) und DHA (Docosahexaensäure). Das sind die langkettigen, mehrfach ungesättigten und biologisch aktivsten Omega-3-Fettsäuren. Wie die nun vom Meer mitten in unser Herz wandern?

Wenn alles gut geht, dann so: Wir verspeisen genüsslich einen guten Fisch. Im Dünndarm hilft die Gallensäure den Fettmolekülen, Mizellen zu bilden. Das sind winzige kugelförmige Gebilde, bestehend aus fein säuberlich angeordneten Fettsäuren. Nicht nur Omega 3, sondern eine ganze Reihe von unterschiedlichen Fettsäuren finden sich so zusammen. Wenn die Mizellen in Kontakt mit der Membran einer Darmzelle kommen, verschmelzen sie mit ihr. Denn beide bestehen aus säuberlich angeordneten Fettsäuren – ein Muster, das perfekt zusammenpasst.

Die langkettigen Fettsäuren wandern dann mit Hilfe von Transportproteinen ins Innere der Darmzellen. Weiter geht es aus der Zelle wieder heraus, in die Blutbahn, unterstützt von wieder anderen Transportproteinen. Wieder andere Proteine fischen die Omega-3-Fettsäuren aus dem Blut heraus, transportieren sie weiter zu allen Zellen, die Bedarf angemeldet haben. Auch zum Herzen. Hier werden die Omega-3-Moleküle in die Membranen der Herzmuskelzellen integriert und bleiben dann dort. (*Prostaglandins Leukot Essent Fatty Acids. 2010;82(4-6):149-154*)

Je mehr Fettsäuren in die Membran eingebaut werden, desto größer wird die Zelle. Irgendwann ist sie dann so groß, dass sie sich teilen kann. Um das zu bewerkstelligen, verdoppelt die Zelle gewissermaßen ihr Innenleben, sortiert alles auf gegenüberliegende Seiten und schnürt sich dann in der Mitte immer weiter zusammen. So weit, bis schließlich zwei Zellen entstanden sind.

Tadaa: Eine neue Herzzelle hat sich gebildet, und in ihrer Wand stecken die Omega-3-Fettsäuren aus dem Lachsfilet.

Die in die Zellmembran integrierten Omega-3-Fettsäuren können aber noch mehr als nur Zellen aufbauen. Sie treten in Kontakt mit Rezeptoren in den Zellmembranen und mischen so direkt beim Stoffwechsel des Herzmuskels mit. Zusätzlich drückt Omega 3 die Zahl der Entzündungen im Körper, senkt außerdem die Zahl der Triglyceride im Blut (das ist gesund!) und sorgt für einen ruhigen, gleichmäßigen Herzschlag.

Schöne Haut wächst von innen

Logische Schlussfolgerung: Stolpert das Herz? Schmerzen die Gelenke? Fällt die Stimmung? Juckt die Haut? All das können Anzeichen für eine unzureichende Omega-3-Versorgung sein. Ernst nehmen! Und den Weg für die Heilung von innen freimachen. Wie dieser kluge junge Mensch, der mir schreibt:

»Ich habe seit acht Jahren ein Ekzem auf meinem rechten Unterarm, mit dem ich bei drei Hautärzten war und im Lauf der Jahre viele Rezepte für Salben etc. bekommen habe. Das Ekzem war schuppig, juckte und war hässlich anzusehen ... Nachdem Sie so stark die Bedeutung von Omega 3 betont haben, habe ich dann täglich 15 Gramm eingenommen, und mein Ekzem war nach einer knappen Woche restlos verschwunden. Mein Vater nannte es ein Wunder.«

In vielen Studien werden positive Effekte bei einer Dosis von zwei Gramm pro Tag festgestellt. In meiner Praxis erlebe ich andere Fakten: Massive positive Effekte sehe ich ab täglich sechs Gramm Omega 3, besonders dann, wenn jahrelang nicht auf eine ausreichende Versorgung geachtet wurde. Also fast immer.

Erhält der Körper endlich, was er braucht, so dauert es oft Monate, manchmal auch Jahre, bis endlich alle Zellen wieder genügend Omega 3 erhalten. Besonders in dieser Zeit ist es sinnvoll, sechs Gramm pro Tag einzunehmen. Mit normaler Ernährung ist das nicht zu schaffen. Omega-3-Kapseln sind der einfachste Weg.

Mehr Durchblick!

Makuladegeneration führt langfristig zu Blindheit. Und die Schulmedizin steht auch heute noch ratlos vor diesem Phänomen. Nicht aber ein Kollege. Ein Arzt. Der selbst unter Makuladegeneration leidet und sich sein eigenes, molekularmedizinisch durchdachtes Mittelchen gemischt hat. Er schreibt:

»Die gute Nachricht ist: Man kann etwas dagegen tun. Lucentis-Spritzen ins Auge (gemeint ist ein Chemotherapeutikum) helfen oft (leider nicht immer). Leider ist der Erfolg nur kurzfristig spürbar. Ich selbst habe mit einer Kombination aus:

- *Resveratrol*
- *Lutein*
- *Zeaxanthin*
- *Fischöl, besonders DHA*
- *OPC*

sogar eine Verbesserung der Sehkraft erreicht. Mit dieser selbst gemachten Therapie habe ich nun seit etwa fünf Jahren meine Makuladegeneration gut im Griff. Mein behandelnder Augenarzt, ein Professor an einer Uniklinik, weiß davon nichts. Er würde es ohnehin nicht glauben.«

Noch einmal ganz langsam: Da hat ein Kollege, ein Arzt, der Natur vertraut. Hat nachgedacht. Hat angewandte Molekularmedizin betrieben mit sehr gut untersuchten, wohlbekannten Pflanzenbestandteilen. Also bestimmten Molekülen. Erreicht eine Verbesserung der Sehkraft mit Molekularmedizin. Man könnte auch einfacher sagen: mit gekonnter Ernährung.

Die Natur wirkt. Weil Vitamine und Co. die inneren Heilkräfte des Körpers aktivieren – statt an irgendwelche Moleküle irgendwelche gefährlichen Pharma-Stützräder anzubauen, die dann ungewollt andere, für die Heilung eigentlich wichtige Prozesse über den Haufen rollen.

Die ersten 1000 Tage entscheiden

Direkt nach der Geburt, in den ersten 1000 Lebenstagen, werden bereits entscheidende Weichen Richtung Gesundheit gestellt. Nicht zuletzt mit Fett: Muttermilch hat einen sehr hohen Anteil an Fett. Im Vergleich dazu enthält künstliche Flaschenmilch 1,5 bis 1,8 Mal mehr Eiweiß, Kuhmilch liefert sogar drei Mal mehr Eiweiß als Muttermilch. Während für Erwachsene ein sehr hoher Eiweißanteil in der Nahrung positive Effekte bewirkt, ist das bei Säuglingen nicht so. Babys brauchen Fett!

Das European Childhood Obesity Project brachte kürzlich ans Licht, dass eine hohe Eiweißzufuhr im Säuglingsalter die Sekretion von Insulin und die von Wachstumsfaktoren erhöht. Die Folge: dicke Kinder! Muss nicht sein. Gestillte Kinder werden nicht so schnell übergewichtig und profitieren außerdem von einem geringeren Risiko für Ekzeme der Haut, für Darmerkrankungen, Mittelohrentzündung, Leukämie und – weil die Neigung zu Adipositas geringer ausfällt – auch von einem geringeren Risiko, an Diabetes Typ 2 zu erkranken.

Andere Studien zeigen, dass Omega 3 schon in der Schwangerschaft einen entscheidenden Unterschied macht: Mütter mit einer guten DHA-Versorgung bekommen intelligentere Kinder. Außerdem re-

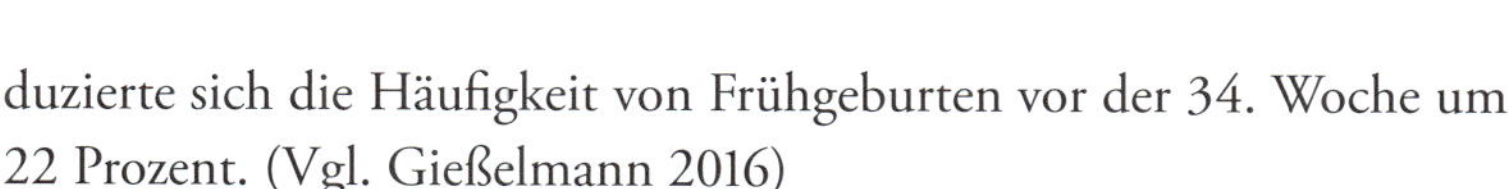

duzierte sich die Häufigkeit von Frühgeburten vor der 34. Woche um 22 Prozent. (Vgl. Gießelmann 2016)

Grund genug, sich den Stoff zu beschaffen, der wirklich fit macht: gute Fettsäuren! Hier gibt es die begehrten Molekülketten:

Omega 3 pro 100 g	
Entscheidend ist der Gehalt an den aktiven Omega-3-Fettsäuren EPA und DHA	
Lachs	**1,8 g**
Forelle	**1,0 g**
Hering	**1,2 g**
Reh	**0,3 g**
Sardellen	**1,7 g**
Omega-3-Kapseln	**Siehe Packung**

Besonders wichtig ist eine gute Versorgung mit körperaktiven DHA, also Omega 3 tierischen Ursprungs, während des letzten Schwangerschaftsquartals. In dieser Zeit wachsen vor allem die Nervenzellen des Gehirns. Und das Gehirn braucht DHA, damit es gut funktionieren kann. In einigen Bereichen des Gehirns liegt der Anteil von DHA bei fast 30 Prozent der Fettsäuren. Zwillinge oder Kinder von Müttern, die sich vegetarisch oder vegan ernähren, haben ein erhöhtes DHA-Mangel-Risiko. In der frühen Entwicklung zeigt es sich oft noch nicht, aber später kann der Mangel zu Lern- und Verhaltensschwierigkeiten führen.

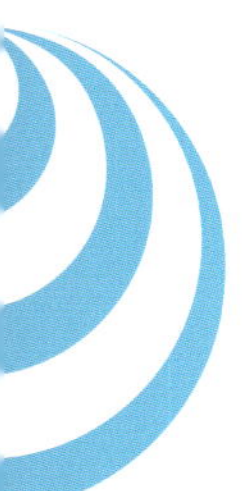

Vitamine und Mineralstoffe: Das ist Leben!

Ihre Sehkraft und Ihr Energielevel hängen entscheidend von Ihrer Ernährung ab. Auch für Ihre Augen und Laune gilt: Vitamine & Co. machen den entscheidenden Unterschied.

Durchblick mit Vitamin A

Insofern hatte die nervtötende Witzfigur »Häschen« doch ganz recht, als es in der Apotheke täglich »Hast du Möhrchen!?« fragte. Karotten enthalten so viel Vitamin A, dass Apotheken sie ruhig ins Sortiment nehmen könnten: In 100 Gramm stecken 0,8 Milligramm des wertvollen Vitamins A. Genauer gesagt: des Provitamins Beta-Carotin oder Carotinoide. Wir können Vitamin A nur als Beta-Carotin aufnehmen. Aus der Vorstufe, die sich sichtbar in unserer Haut sammelt und von dort in der immer nötigen Menge in den Körper geschleust wird.

Haben Sie schon einmal kerngesunde Babys mit orangefarbener Haut gesehen? Karottenbrei ist der Grund. Es gibt eigentlich keinen vernünftigen Grund dafür, dass wir uns als Erwachsene diesen in der Haut gelagerten Vorrat an Gesundmachern nicht mehr gönnen.

Bitte mit Butter

Vitamin A und seine Provitamine gehören zu den fettlöslichen Vitaminen. In die Zellen der Dünndarmwand einwandern kann Vitamin A daher nur, wenn genügend Fettsäuren im Darm vorhanden sind, die das Vitamin mitnehmen und weitertransportieren. Das ist der Grund, warum Karotten nur dann den Augen nutzen, wenn sie mit Butter oder Öl gegessen werden.

Blick in den Darm: Die Möhre wurde so weit verdaut, dass Vitamin A im Inneren einer Darmzelle angekommen ist. Hier taucht ein

Problem auf: Die Zelle ist gefüllt mit wässriger Lösung. Fettlösliche Moleküle wie das Vitamin A mögen das nicht. Deshalb nimmt ein wasserlösliches Transportprotein das Vitamin A huckepack. Über verschiedene weitere Stationen wird unser A dann in kleine Bläschen verpackt (genannt Vesikel) und schließlich in die Blutbahn geschickt.

Dort schwimmt es durch den ganzen Körper bis in die Zellen der Netzhaut. Hier hat es einen besonderen Job: Fällt Licht auf die Nervenzelle, verändert das in ihr enthaltene Vitamin A seine Form. Und genau das löst den pfeilschnellen Nervenimpuls Richtung Gehirn aus. Heißt für uns: Wo kein Vitamin A, da auch keine Sehkraft.

Mit Vitamin A noch viel dichter bestückt als die Karotte ist übrigens Leber: Hier in Form von Retinol. Dieses Molekül ist die Vitamin-A-Variante, mit der der Körper sofort etwas anfangen kann. Aufwendige Umbauarbeiten wie bei den Carotinoiden aus der Karotte entfallen hier einfach. Wussten übrigens schon die Ägypter. Und Ihre Großeltern, wenn sie ihre Kinder zu Lebertran – sagen wir … – »motivierten«.

Und mit Vitamin C

Vitamin A hilft nur dann, wenn es zusammen mit Vitamin C eingenommen wird. Ist Ihnen bekannt. Ohne Vitamin C wird aus Vitamin A selbst in kurzer Zeit eine schädliche Substanz: ein freies Radikal. Erst Vitamin C lässt Vitamin A zum segensreichen Krebsschutz werden.

In der Natur, bei jedem Lebewesen kommt Vitamin A stets und immer mit Vitamin C vor. Ausnahmslos. Deshalb ist es so unerträglich, wenn groß angelegte Raucherstudien wie die CARET-Studie aus dem Jahr 1996 eben nur mit Beta-Carotin und Vitamin A arbeiten und dann zu dem Schluss kommen, diese führten zu mehr Lungenkrebs. Natürlich passiert das ohne die Zugabe von Vitamin C! Vor allem bei Rauchern, die durch das Rauchen praktisch kein Vitamin C im Körper haben! Ich halte derartige Studien für unverantwortlich und ärgere mich jedes Mal, wenn sie wieder aus der Mottenkiste gezogen werden. Oft von Journalisten, die sich mit den medizinischen Hintergründen nicht in der Tiefe auskennen und sich über die gute Story freuen. Titel wie »Die Vitamin-Lüge« (*Spiegel 3/2012*) verkaufen sich gut. (Eine ausführliche Analyse der Raucherstudien in meinem Buch *»Vitamine«*, Heyne 2013, S. 97 ff.)

Die Raucherstudie wurde wiederholt mit Beta-Carotin plus Vitamin C. Ergebnis: Die übliche Raucher-Lungenkrebsrate wird um bis zu 68 Prozent gesenkt. Klar. Heilung geschieht von innen!

Wir können den so gefürchteten und fast unausweichlichen Lungenkrebs beim Raucher tatsächlich mit einer simplen Kapsel zu zwei Drittel verhindern. Stellt sich doch automatisch die Was-wäre-wenn-Frage: Was also wäre, wenn wir die Vitamindosis steigern würden? So lange, bis der Mangel wirklich weg wäre?

B_{12}: Das Mangelvitamin

Auch Vitamin B_{12} ist ein Mangelvitamin. Das Problem ist uns allen geläufig, viele mögen schon gar nichts mehr davon hören. Von diesem B_{12}-Mangel. Vor allem Veganer und Vegetarier, bei denen der B_{12}-Mangel ganz leicht auftritt. Praktisch immer. Was sie natürlich wissen und warum die meisten dieser sehr bewusst essenden Menschen vorsichtshalber ein B-Komplex-Präparat einnehmen.

Den Mangel abschalten

Die Empörung ist immer groß, wenn man nachmisst. B_{12}-Mangel sehen wir in fast jeder Messung. Ärgerlicherweise auch dann, wenn B-Präparate eingenommen werden und die Müdigkeit trotz der vielen künstlichen B-Präparate nicht weichen will. Das kennt ja der eine oder andere. Einer über starken Energiemangel klagenden Patientin hatte ich nach erschreckend niedrigen Messwerten B_{12}-Spritzen empfohlen – und war über die Wirkung selbst erstaunt, mehr dazu später.

Zuerst zur wichtigen Frage: Weshalb Spritzen? Ab einem gewissen Alter schläft der Magen ein bisschen ein und nimmt dann kaum mehr B_{12} auf. Noch so starke Kapseln oder Tabletten helfen dann leider gar nichts mehr. Zurück zur Patientin. Nach einer langen Phase der Müdigkeit und der fehlenden Energie schreibt sie überglücklich per Mail:

»Da mein Hausarzt es mir sehr schwierig gemacht hat, mir die B_{12}-Spritzen zu geben, habe ich mir diese selbst in den Bauch unter die Haut gespritzt. Der Erfolg war ÜBERWÄLTIGEND, sofort war ich voller Energie, und der Tag war nicht lang genug für mich! Alles was liegen geblieben ist, da ich immer unendlich müde war, wurde jetzt sofort mit voller Kraft erledigt!«

Gewusst? Mitgestaunt? Auch wieder einmal ein Vitamin gründlich unterschätzt? B_{12} macht den Unterschied! Aber selbstverständlich nicht nur das wunderbare Vitamin mit der Nummer 12. Wir erinnern uns an unsere »Läuse und Flöhe« und wissen, dass bei dieser Dame die Nummer 12 der entscheidende Schwachpunkt war. Bei einem anderen Menschen sieht es wieder ganz anders aus.

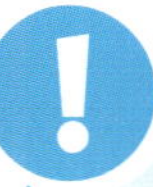

SCHON GEWUSST?

Drastische Nebenwirkungen

Vegetarische oder vegane Ernährung gilt bei vielen als besonders gesund – wobei der in Folge typische Vitamin-B_{12}-Mangel oft verschwiegen wird. Dieser Mangel kann zu drastischen Symptomen führen: Neben chronischer Müdigkeit kann es zu Konzentrationsstörungen kommen und sogar zu Depressionen. Außerdem drohen Bluthochdruck, Gedächtnisschwäche, Kopfschmerzen, Migräne, Nahrungsmittelunverträglichkeiten, Rückenschmerzen, Muskelschwäche, Appetitlosigkeit und Entzündungen, besonders im Bereich des Mundes. Sogar Demenz kann eine Folge des Mangels sein. Und – in Konsequenz eines erhöhten Kohlenhydratkonsums – auch Diabetes Typ 2. Gefunden sogar bei indischen Yogis. Wer will das?

Für Vegetarier nur schlecht vorstellbar, für mich persönlich nicht herunterzubringen, aus molekularmedizinischer Sicht aber ein echtes Wundermittel gegen B_{12}-Mangel ist rohe Leber! Rohe Leber übertrifft alles, was wir sonst an Vitaminen in natürlicher Form zu uns nehmen können. Ein Vergleich von 100 Gramm Leber mit 100 Gramm Apfel zeigt, wie viel in der Leber steckt:

	Apfel 100g	Leber 100g
Eisen	0,1 mg	8,8 mg
Zink	0,05 mg	4,0 mg
Vitamin D	0 IE	19 IE
Vitamin C	7,0 mg	27,0 mg
Vitamin B_6	0,03 mg	0,73 mg
Folsäure	8,0 µg	145,0 µg
Vitamin B_{12}	0 µg	111,3 µg

Vom Teller ins Hirn

Anders als das A-Vitamin ist Vitamin B_{12} wasserlöslich. Als gesund wird eine tägliche Zufuhr von 3 µg empfohlen. Für eine ernährungsmedizinische Dosierung sind zwischen 10 und 200 µg vorgesehen.

Bereits der Speichel enthält Proteine, die mit B_{12} reagieren. Es bildet sich ein Vitamin-Protein-Molekül, das vor den Angriffen der Magensäure geschützt ist. Im Dünndarm spalten spezielle Enzyme den Komplex wieder auf, Vitamin B_{12} reagiert mit einem anderen Protein, und gemeinsam mit ihm und weiteren Molekülen wird es in die Zellen der Darmwand aufgenommen.

Zur Aufnahme lagern sich die Moleküle zunächst an der Zellmembran an. Diese stülpt sich an der Kontaktstelle nach innen so weit, bis sich kleine Bläschen bilden und nach innen abtrennen. Die Bläschenhülle besteht aus Bestandteilen der zelleigenen Membran. Die Biologen nennen das Endozytose. An der anderen Seite der Zelle passiert wieder das Gleiche, nur spuckt die Zelle nun den Inhalt des Bläschens in die Blutbahn.

Im Blut wird Vitamin B_{12} an ein Transportschiffchen (ein Protein) übergeben, das es in die Leber, ins Knochenmark, ins Gehirn und überall dorthin transportiert, wo viele neue Zellen gebildet werden. Im Gehirn sind etwa 86 Milliarden Nervenzellen verbaut und 100 Milliarden Gliazellen!

Kommt das Vitamin in einer Nervenzelle an, die sich gerade auf eine Zellteilung vorbereitet, so wird Vitamin B_{12} als Cofaktor gebraucht. Es schaltet den Kopiervorgang der DNA an. Ein langjähriger Vitamin-B_{12}-Mangel kann genau deshalb zu einer Demenz führen. Wo nix ist, kann sich auch nix teilen. So geht das Gehirn langsam kaputt. Schon gewusst?

Und warum macht B_{12}-Mangel müde? Die blutbildenden Zellen im Knochenmark bekommen zu wenige Signale. Deshalb bauen sie weniger neue Blutkörperchen, und deshalb wird weniger Sauerstoff transportiert. Sauerstoff braucht der Körper aber für eine ganze Reihe von Stoffwechselvorgängen, auch im Gehirn. Ist sein Nachschub reduziert, lahmt der Stoffwechsel, Müdigkeit wird zur Normalität.

B_{12} macht schlau

Dass B_{12} über Wohl oder Wehe entscheidet, gilt schon für die Zeit vor der Geburt. Wissenschaftler der University of North Carolina Chapel Hill konnten in einer ganz aktuellen Studie vom Januar 2016 einen Einfluss der Vitamin-B_{12}- und B_6-Versorgung der werdenden Mütter auf ihre Babys nachweisen.

Zunächst vermuteten die Forscher, dass die Babys bei der Geburt sich in ihrem Geburtsgewicht unterscheiden würden. Die von gut versorgten Müttern sollten schwerer sein, da Vitamin B_{12} wichtig für ein gesundes Zellwachstum ist. Beim Geburtsgewicht konnten sie allerdings keine Unterschiede feststellen. Auch bei der Gewichtszunahme innerhalb der ersten drei Lebensjahre fanden sie nur bei den Jungen signifikante Unterschiede. Was sie allerdings fanden, war ein Unterschied in der DNA-Methylierung einer ganz bestimmten Stelle, die sich MEG3 DMR nennt. Je besser die Mütter mit Vitamin B_{12} und B_6

versorgt waren umso dichter war diese Stelle methyliert, daher inaktiver. Das deuteten die Forscher als einen Vorteil, weil dicht gepackte Gene an dieser Stelle für eine stabilere Gesundheit sorgen (*Clin Epigenetics. 2016;8:8*).

Eine vegetarische oder sogar vegane Ernährung kann für Kinder lebensgefährlich sein: Drastische Wachstumsstörungen, sogar Hirnschäden – all das kann vorkommen, und all das hat Spätfolgen, die sich nicht mehr zurückdrehen lassen. Interessant in diesem Zusammenhang ist ein Fall, über den das Oberlandesgericht Frankfurt am 04.02.2016 entschieden hat (Beschl. v. 4.2.2016 4 UF 274/15; http://www.lareda.hessenrecht.hessen.de/lexsoft/default/hessenrecht_lareda.html#docid:7612347).

Ein im Jahr 2013 geborenes Kind wurde in den ersten Lebensmonaten gestillt. Ab dem siebten Lebensmonat bekam es vegane und vegetarische Kost. Im März 2014 kam es zu einer ersten Gefährdungsmeldung des behandelnden Kinderarztes an das Jugendamt. Die Eltern wechselten den Kinderarzt mehrmals, insgesamt meldeten schließlich vier unterschiedliche Kinderärzte eine Gefährdung. Das Jugendamt hatte eine Inobhutnahme des Kindes angekündigt für den Fall, dass es bei seiner Mutter bliebe. Der Grund: Die Bereitschaft, eigene Ernährungs- und Erziehungsvorstellungen den Bedürfnissen des Kindes anzupassen, sei bei der Mutter nicht vorhanden. Das Kind zog schließlich zum Vater, die Ernährung wurde umgestellt.

Verstehen Sie mich bitte richtig: An dieser Stelle möchte ich nicht sagen, dass vegane Ernährung automatisch dazu führt, dass die Dame vom Jugendamt klingelt. Der geschilderte Fall war familiendynamisch sicherlich sehr viel komplexer gestrickt. Was ich aber sagen will: Wer sich mit vegetarischer oder veganer Ernährung gesund halten will, der muss sehr viel wissen, der muss sehr viel substituieren. Tut er es nicht, fallen zentrale Abläufe aus.

Beispiel Taurin: Dieser Stoff

- transportiert Nervenimpulse,
- ist als Oxidans im Einsatz,

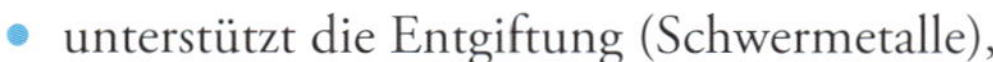

- unterstützt die Entgiftung (Schwermetalle),
- reguliert den Fettstoffwechsel,
- hält die Netzhaut im Auge gesund,
- ist essenziell für den Zellstoffwechsel.

Zu wenig Taurin heißt: Die Zellen können nicht richtig arbeiten. Taurin kann mit Hilfe eines Enzyms aus der Aminosäure Cystein synthetisiert werden. Nur hat der Mensch sehr wenig von diesem Enzym und muss Taurin deshalb direkt zu sich nehmen. Also essen. Und wo steckt Taurin drin? In Muskeln. Sie dürfen auch Steak sagen. Oder Hühnchenbrust. Oder auch Taurinpulver – das gibt es zum Glück mittlerweile auch.

Es empfiehlt sich, sich nach der Evolution zu richten. Und nicht zu glauben, dass die Natur sich nach meiner persönlichen Meinung richtet. Tut sie nämlich nicht. Die denkt gar nicht daran. Also: Bei bewusst »einseitiger« Ernährung muss mit den entsprechenden Ergänzungsmitteln gezielt substituiert werden. Nicht nur Taurin, sondern alle fehlenden Vitalstoffe. Es geht nicht anders.

Dumm gelaufen

Kurze, knappe Mail. Mit der Überschrift: »Spitzenleistung! Anerkennung!« Der Verfasser war mit seinem Leben nicht mehr zufrieden. Er fühlte sich nicht wohl in seiner Haut. In den Halsschlagadern hatte man bereits Ablagerungen gefunden. Die Herzklappe erledigte ihren Dienst nicht mehr zuverlässig, und in der Schilddrüse machten sich Knoten bemerkbar. In den Augen quälte Netzhautablösung, auf der Haut juckende Stellen. Aber das Schlimmste: taube Fußsohlen. Seit zehn Jahren schon, zunehmend schlimmer werdend:

> *»Zunehmendes Pelzigkeitsgefühl und Missempfindungen an den Fußsohlen. War deswegen beim Neurologen. Der Neurologe: ›Das ist normal‹. Ich: ›Für mich nicht.‹«*

Der Patient kommt nach Roth in die Praxis. Ergebnis der Blutanalyse: Vitamin-B_{12}-Spiegel bei 1140 pg/ml. Normal gilt in Deutschland ab 200. Also ein hochnormaler, für viele Neurologen viel zu hoher Wert. Nicht für mich. Ich fordere 2000 pg/ml. Weil ich einen Schritt weiterdenke.

In diesem Fall hatte ich ein erhöhtes Homocystein von 11,1 µmol/l gefunden – und damit ein erhöhtes Risiko für Arteriosklerose, Thrombose, Herzinfarkt, Schlaganfall. Erlaubt ist ein Wert von 10,0. Und wie lässt sich das hohe Homocystein nun absenken? Richtig: mit B_{12}. Homocystein baut der Körper ab unter Beteiligung von Folsäure, Vitamin B_6 und B_{12}. Auf einen korrekten Spiegel dieser beiden anderen Vitalstoffe also bitte zusätzlich achten.

Das Prinzip ist klar: Homocystein verschwindet mit mehr B_{12}. Der Körper sagt uns, was er braucht. Der Körper bestimmt den Normalwert für Vitamin B_{12}. Der Körper sagt Ihnen: 2000 ist richtig, nicht das im Labor errechnete »ab 200«. Wir richten uns nach der Natur, nach der Evolution, nach dem Körper. Und nicht nach irgendwelchen Lehrbüchern. Mit folgender Wirkung:

»Habe, wie von Ihnen verordnet, angefangen, B_{12} zu nehmen. Heute ist meine rechte Fußsohle schon fast völlig beschwerdefrei. Der linke Fuß lässt noch zu wünschen übrig. Aber ich bin sehr optimistisch, dass auch dort die Missempfindungen verschwinden werden. Sie haben recht!«

Recht hat, wer heilt. Ganz einfach. Ich werde von Tag zu Tag zuversichtlicher, dass wir mit der Molekularmedizin einen neuen Weg zur Heilung gefunden haben. Und damit auch einen Weg zu mehr Lebensglück.

Das genau ist mein Anspruch. Und das genau ist mein Glück, wenn wieder einmal ein Dankesbrief in die Praxis flattert. Der mir zeigt: Es gibt viele Wege zur Heilung. Molekularmedizin zeigt uns, was wir innen umstellen müssen, um diesen Weg erleben zu dürfen.

Auch Mineralien sind oft Mangelware

Mineralstoffe wie Selen, Jod, Magnesium und Kalzium sind bei fast allen von uns Mangelware. Sehr ungesund, denn Mineralstoffe wirken oft als Cofaktoren. Nur wenn sie da sind, kann unser Körper bestimmte Schalter im Stoffwechsel nutzen. Sind sie nicht da, funktionieren die Schalter nicht. Dann hakt der Stoffwechsel an dieser Stelle aus.

Selen fehlt uns meistens, weil es in unseren intensiv genutzten Böden nicht ausreichend vorhanden ist. Und wenn es schon im Boden fehlt, wie kann es dann in unserem Gemüse sein? Oder im Gras, das das Rind zu fressen bekommt? Eben. Wo nix ist, da ist halt nix.

Jod findet sich vor allem in Algen und Salzwasserfischen. Hand aufs Herz: Wer isst schon täglich Fisch? Oder Algen? Selbst das mit Jod angereicherte Salz reicht in der Regel nicht, um den Bedarf zu decken.

Auch an Magnesium mangelt es oft – und zwar, weil es so aktiv ist. Es ist derartig reaktionsfreudig, dass es in der Natur in seiner elementaren Form gar nicht vorkommt. Im Körper sind die Ionen des Magnesiums aktiv. Das heißt, dass das Magnesium ständig auf der Suche ist nach zwei zusätzlichen Elektronen, mit denen es sich verbinden kann. So wird aus Mg^{2+} ganz schnell Magnesiumoxid, Magnesiumcarbonat oder Magnesiumcitrat. Leider kann unser Körper nicht jede dieser Verbindungen gut verarbeiten. Am liebsten mag er Magnesiumcitrat! Heißt für uns: Auf den NEMs mit Magnesium öfter mal das Kleingedruckte lesen.

Nicht zuletzt finde ich Kalziumwerte meistens tief im Keller. Hier liegt die Tücke im Darm: Der kann Kalzium nur dann absorbieren, wenn genug andere Lebensbausteine da sind, allen voran Vitamin D_3. Ohne das Sonnenvitamin kann Kalzium weder richtig aufgenommen noch an den wichtigen Stellen (Knochen!) korrekt eingebaut werden.

Natürliche Quellen für Kalzium sind Samen, Gemüse und Milchprodukte.

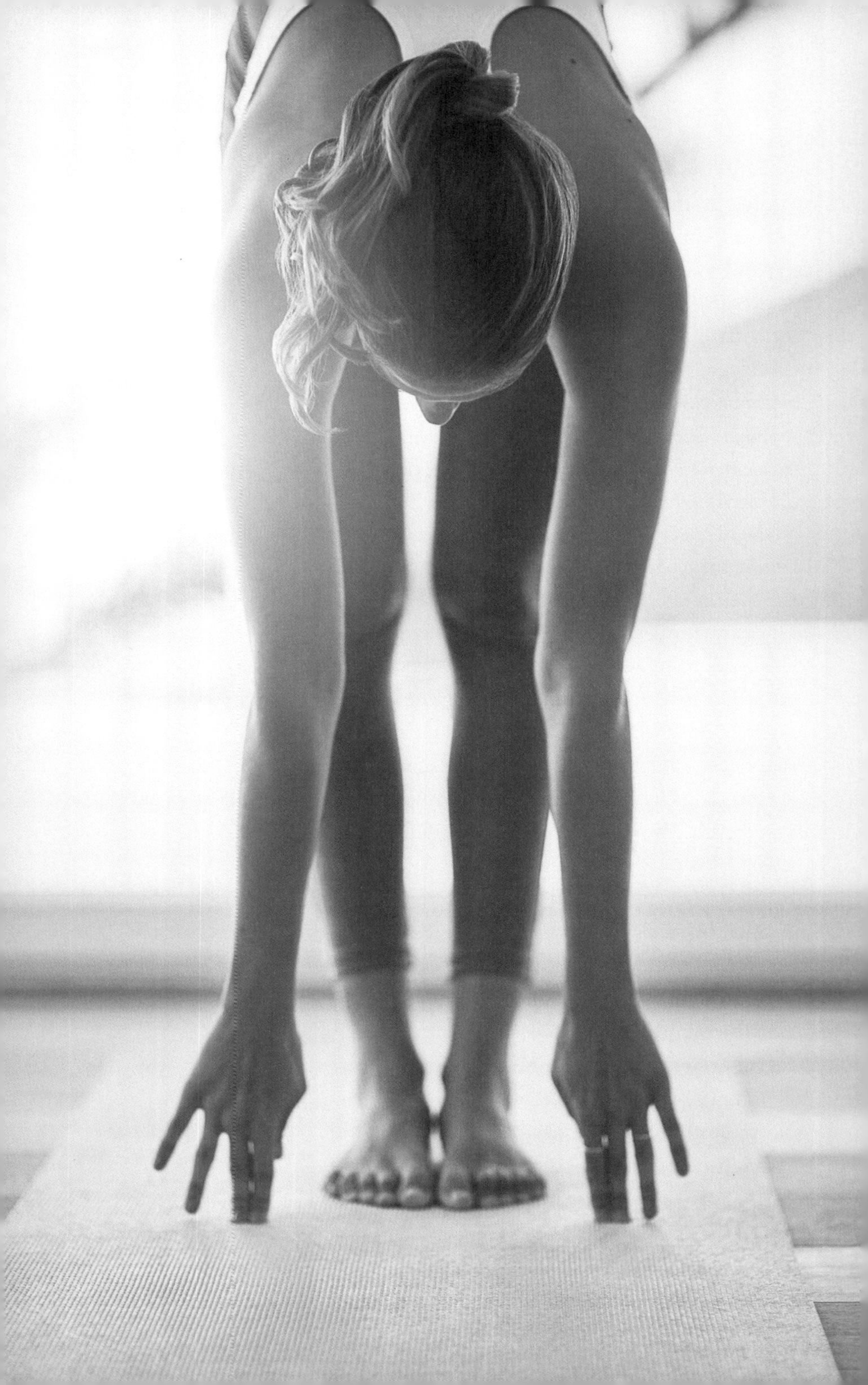

Die Heilung auf Turbo schalten

Was heißt das: die Heilung auf Turbo schalten? Geht das? Was müssen wir da tun? Da geht es drei Mal um alles: Nicht nur manchmal gesund ernähren, sondern grundsätzlich. Nicht nur gelegentlich laufen, sondern oft und viel. Nicht nur hin und wieder kurz durchschnaufen, sondern systematisch entspannen. Ohne Kompromisse, konsequent, jeden Tag: Ernährung, Bewegung, Denken. Und Heilung passiert.

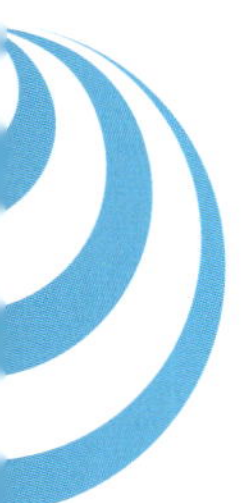

Keine Kompromisse, bitte

Kennen Sie PXE, genauer *Pseudoxanthoma elasticum?* Nun, ich auch nicht. Musste mich erst belesen: Da degeneriert das Bindegewebe. Am Hals bilden sich sackartig hängende Falten aus. PXE führt zur Erblindung. Führt an den Blutgefäßen zur Verkalkung, zum Bluthochdruck, zu inneren Blutungen. Mit dieser außerordentlich unangenehmen Erkrankung PXE kam ein junger Mann zu mir in die Praxis. Er nahm bereits Blutdrucksenker, Statine, bekam Avastinspritzen ins Auge, also ein Chemotherapeutikum. Von mir wollte er wissen, ob ich ihm helfen könne. Meine Antwort:

»Ich weiß sicher, dass SIE sich helfen können! Lassen Sie uns gemeinsam schauen, was Sie tun können.«

Jede Heilung ist Selbstheilung. Nur: Man muss den Körper dazu in die Lage versetzen. Also auch optimale Blutwerte schaffen. Und einiges am Lebensstil ändern. Und da gab es doch einiges zu tun: Carbs runter. Bewegung rauf. Entspannung rauf – sogar mit Meditation. Da sträubt sich ja mancher. Doch wenn's ein letzter Strohhalm ist? Jedenfalls kam diese Mail:

»Mir geht es mit No Carb bestens. 20 kg abgenommen. PXE gestoppt. Meine regelmäßigen zweimonatlichen Besuche in der Augenklinik Bonn konnte ich seit einem Jahr einstellen. Keine Veränderungen mehr in den Augen und damit keine Avastinspritzen mehr. Meditation, Laufen und Freeletic haben mich komplett verbessert. Dank des Besuches in Ihrer Praxis statt schlaff durch das Leben schleppend jetzt voller Kraft und Energie sowie bereit, neue Gipfel zu erstürmen.«

Könnte man auch ein Wunder nennen. Ein Wunder der Heilung. Dabei handelt es sich nicht wirklich um ein Wunder, sondern um einen logisch nachvollziehbaren Verlauf. Der schlicht und einfach zeigt, dass die Frohmedizin recht hat, nicht die Drohmedizin. Wieder einmal. Frohmedizin wirkt. Führt in so vielen Fällen logisch und konsequent zur Heilung, dass wir uns in diesem Kapitel noch einmal genauer anschauen, was genau hinter dem Dreiklang der Heilung – Ernährung, Bewegung, Denken – eigentlich steckt. Und wie sich dieses Prinzip *auf full power* stellen lässt.

Mittlerweile gibt es unzählige Apps fürs Smartphone, die uns beim Umschalten auf full power unterstützen. »Freeletic« zum Beispiel bietet Trainingspläne fürs Laufen und Krafttraining, hilft beim Abnehmen und gibt Tipps für eine Ernährung mit allen wichtigen Nährstoffen. Es ist das Fitnessstudio für überall. Die App wurde von jungen Münchner Fitnessexperten in Zusammenarbeit mit Kölner Sportwissenschaftlern entwickelt. Ihr Ansatz ist mir sympathisch: Es geht nicht allein um Wohlfühlsport. Nein, das Training mit Freeletic soll wehtun. Das Motto heißt »Life begins at the end of your comfort zone«. Das Leben beginnt am Ende deiner Komfortzone. Dies ist natürlich nur eine App unter Tausenden – jeder mag für sich selbst die passende heraussuchen.

Eine Frage der Ernährung

Zuerst: Ernährung. Heute eine heiß diskutierte Frage … Schon die Kinder in der Grundschule fechten Kämpfe darüber aus, wer auf dem rechten Weg sei. Auf dem einzig rechten Weg der »Selbsterlösung durch Ernährung«, so wie es Kai Funkschmidt, promovierter Theologe aus Frankfurt am Main, einmal so treffend auf den Punkt gebracht hat. Der kleine Omnivor (das lateinische Wort für »Allesfresser«) krakeelt: »Ich wachse wenigstens und kriege keine Depression!« Darauf der Nachwuchsvegetarier: »Und ich esse viel mehr Vitamine, da bin ich sowieso viel gesünder!« und der Mini-Paläo-Esser stolz: »Und ich esse überhaupt nichts Künstliches, ich könnte sogar in der Steinzeit überleben!«

Ist das nicht absurd? Auch in den sozialen Medien wird heftig, manchmal sogar böse gestritten und diskutiert: Ob man nun Eiweißpulver immer streng nüchtern am frühen Morgen einnimmt (ja, so wird Tryptophan rasch ins Gehirn geschleust) oder ob man es auch mit Öl vermischt einnehmen darf (ja, das nutzt dem Immunsystem, die Sache mit dem Tryptophan läuft dann eben langsamer ab). Ob man nun Gemüse essen darf (weil gelegentlich etwas Kohlenhydrat enthalten ist, zugleich enthält zum Beispiel Brokkoli äußerst wirksame Substanzen), ob man Obst essen darf (weil Fruktose enthalten ist, zugleich aber auch die wichtigen Vitamine), ob man Schokolade essen darf.

Forever young ist ein Prinzip! Für die Einzelheiten, für das praktische Ausfüllen der Grundidee ist jeder persönlich verantwortlich, und jeder selbst muss sehen, wie sich dieses Prinzip mit seinem Lebensstil und seinen Bedürfnissen vereinbaren lässt. Das Ergebnis sieht deshalb bei jedem im Detail anders aus.

Das ist völlig in Ordnung, wenn der Körper nur – gemessen, nachweislich – all die nötigen essenziellen Stoffe ausreichend bekommt und ausreichend verwertet. Per Blutanalyse nachweisbar. Wie ganz genau man das schafft, darum streite ich mich schon lange nicht mehr. Prinzipienreiterei bringt niemanden weiter, Faktenhuberei auch nicht. Der Blutspiegel Eiweiß muss halt stimmen! Die Aminosäuren müssen stimmen! Das ist das ganze Geheimnis eines ewig jungen Lebens.

Besonders effektiv eben zu erreichen durch Rückbesinnung auf das, womit der heutige Mensch zu dem geworden ist, was er heute ist: Blick in die frühe Zeit, die Steinzeit! Ja, stimmt: Die Menschen in der Steinzeit haben immer nur das essen können, was da war. Im hohen Norden also viel Fleisch und Fisch, ergänzt durch Beeren und Wurzeln. Im Süden hauptsächlich pflanzliche Nahrung. Gerade erst wieder bewiesen durch einen Fund in Israel. Hier haben Wissenschaftler von der Bar-Ilan-Universität aus Bodenproben einen 780 000 Jahre (!) alten Speiseplan rekonstruiert. Gefunden wurden 55 unterschiedliche Pflanzen, darunter Wassernüsse, Samen von Stachelseerosen, die Wurzeln von Gelben Teichrosen, Schwanenblumen, Schilfrohr und Rohrkolbenge-

SCHON GEWUSST?

Essen wie ein Steini

Unter Paläo-Ernährung versteht man einen Speiseplan, der sich auf das konzentriert, was unsere Vorfahren in der Steinzeit wahrscheinlich auch gegessen haben. Dabei geht es gerade nicht darum, den damaligen Speisezettel im Detail nachzukochen – was ohnehin nicht gelingt, weil sich die Vegetation längst geändert hat und jede Steinihorde anders aß, abhängig von ihrem Standort. Genau das aber ist das Prinzip: Naturbelassen und saisonal. Nichts Importiertes, nichts Konserviertes, nichts Gefärbtes, aromatisch Aufgepepptes und künstlich Nachgesüßtes. Und in der Zusammensetzung, die dem Körper alle essenziellen Nährstoffe zuführt. Das kann selbstverständlich ganz verschieden aussehen.

wächsen, die offenbar oft gegrillt wurden. Ja, stimmt: Da sind Kohlenhydrate drin! Weil der Mensch überleben wollte, hat er im Schweiße seines Angesichts Nüsse geknackt, frische Wurzeln ausgegraben, Feuersteine geschlagen und versucht, von gegrillten Kolben satt zu werden. (*Spektrum der Wissenschaft, News vom 5.12.2016*)

Der wesentliche Unterschied ist erstens: im Schweiße seines Angesichts. Und zweitens: frische Wurzeln. Haben wir heute so meistens nicht. Stattdessen industriell hergestellte Tiefkühlkost oder lange gelagerte Ware im Supermarkt oder mit Konservierungsmitteln und Kohlenhydraten vollgepumptes Fertigessen.

Weg mit dem Junk

Dass über Wochen gelagertes Obst und Gemüse kaum mehr Vitamine enthält, hat sich längst herumgesprochen. Was oft nicht bekannt ist, das sind die gravierenden Nebenwirkungen von Konservierungsstoffen. Und die unangenehmen Eigenschaften der immer noch als harmlos angesehenen Fruktose.

Länger haltbar – aber zu welchem Preis?

Konservierungsstoffe funktionieren nur, weil sie das bakterielle Wachstum in den Lebensmitteln verhindern. Nur vergessen wir dabei, dass auch unser Magen-Darm-Trakt voller Bakterien steckt. Hierbei handelt es sich um unsere Darmflora, also zumeist um gute Bakterien, die viele nützliche Dinge erledigen. Sie helfen bei der Verdauung, sie steuern das Immunsystem, sie dienen der Funktion unserer Schleimhäute etc.

Wenn wir nun aber regelmäßig Lebensmittel essen, die voller Konservierungsmittel stecken, dann trägt das natürlich auch zur Schädigung unserer Darmflora und somit unserer Gesundheit bei. Sind wir wieder beim Schnäppchenkauf. Wohl bekomms!

Tagtäglich sitzen mir Patienten gegenüber und jammern über ihre Verdauung. Über ihr zu schwaches Immunsystem. Ja nun: Wie man in den Wald (also in den Darm) hineinruft, so schallt es heraus.

Fruktose ist ein Fettschalter

Fruktose ist das zweite zweischneidige Schwert unserer heutigen Ernährung. Einerseits ist frisches Obst für eine gesunde Ernährung wichtig, andererseits enthält dies heute durch immer mehr Züchtungen in Richtung »süß« viel zu viel Fruktose. Auch Süßungsmittel wie Honig und Agavendicksaft enthalten mehr Fruktose als normaler Haushaltszucker (Saccharose), der zu gleichen Teilen aus Fruktose und Glukose besteht.

Was ist an Fruktose so bedenklich? Unser Körper hat eine seltsame Art, diesen Stoff zu verarbeiten. Wenn wir Fruktose essen, gibt es keine Insulinreaktion. Unser Organismus »merkt« also gar nicht, dass wir Zucker gegessen haben, und meldet auch kein Sättigungsgefühl. Fruktose wird in der Leber schnell in Fett verwandelt. Und sorgt für eine vermehrte Produktion von Harnsäure, die wiederum den Organismus dazu anstiftet, noch mehr Fettzellen zu bilden, und zwar unabhängig von den aufgenommenen Kalorien. Mehr Harnsäure im Blut heißt mehr Fettansammlung an den typischen Speicherstellen.

Der Knackpunkt in diesem System ist die Harnsäure: Vor 20 Millionen Jahren hatten unsere sehr frühen Vorfahren noch ein Enzym (Uricase), das Harnsäure abbauen konnte. Durch eine Mutation irgendwann vor 13 bis 17 Millionen Jahren ist genau das Gen verloren gegangen, das für die Produktion von Uricase zuständig war. Das war so früh, dass nicht nur die Spezies Mensch dieses Enzym nicht mehr hat, sondern auch unsere nächsten Verwandten: die Menschenaffen. Der Verlust von Uricase erwies sich in dem Moment als vorteilhaft, als es in Eurasien kälter wurde. Das Prinzip ist einfach: Mehr Harnsäure im Blut, mehr Fettzellen am Bauch nach dem Genuss von Früchten, dadurch mehr Chancen, den Winter zu überleben.

Gut für unsere Vorfahren (vielleicht wären wir sonst ausgestorben) und schlecht für uns heute: Fruktose kurbelt Harnsäure an, Harnsäure kurbelt Fetteinlagerung an. So kann man ganz ohne Alkohol – nur mit Limo und Marmelade! – eine Fettleber bekommen. (Johnson/Andrews 2016)

Heilung auf Turbo stellen heißt also: Müll weglassen. Konsequent. Immer. Weg also mit Konservierungsstoffen, weg mit billiger Fruktose.

Und am besten auch weg mit Bier, denn Bier führt ebenfalls zu mehr Harnsäure im Körper. Deshalb der Bierbauch. Weg damit.

Infekte abwehren

Zusätzliche Vitamine sind für viele Millionen Menschen zur Selbstverständlichkeit geworden. Nicht etwa immer, um die ganz schlimmen Sachen zu verhindern: Krebs, Herzinfarkt oder den Alzheimer. Sondern aus anderen, ganz banalen Gründen. Gründe, die alle diese Menschen selbst erfahren haben. Vielleicht ursprünglich nur neugierig waren und dann … überrascht wurden von der Wirkung simpler Vitamingabe.

Die Lebensqualität ändert sich. Der Alltag gestaltet sich anders. Vitamine greifen so sehr viel mehr in unser Lebensgefühl ein, als wir glauben. Auch in meinen News auf *www.strunz.com* betone ich ja nun – leider – hauptsächlich die harten Tatsachen wie Krebs. Interessiert Sie eigentlich gar nicht. Sie interessiert, ob Sie in der nächsten Woche gesund oder krank sind.

Also arbeiten können. Das Leben genießen können. Und dieser Schalter zwischen gesund und krank, dieser Schalter heißt Vitamine. Auch wenn es sogenannten Experten gar nicht gefällt. Woher ich das weiß? Von Ihnen natürlich. Sie erzählen es mir doch.

»Mein Yogalehrer empfahl mir NEM, nämlich Vitamin C, B-Vitamine, Omega 3, Vitamin D_3, Zink und Vitamin E. Nach drei bis vier Wochen fühlte ich mich vitaler, frischer und erholter, insbesondere morgens nach dem Aufstehen.
Im Fitnessstudio schaffe ich jetzt an den Geräten zwei, drei oder sogar vier Wiederholungen mehr (also gesteigerte Kraftausdauer). Eine Erkältung Anfang Januar war innerhalb weniger Tage komplett weg ohne die üblichen Begleiterscheinungen. Da freut man sich!«

Hier wird berichtet über Dinge, die wirklich zählen im Alltag. Das vergessen wir Ärzte so häufig. Wir sind nun einmal geschult auf Herzinfarkt, Schlaganfall und Krebs. Der Mensch freut sich eigentlich über sehr viel Gewöhnlicheres, wie wir hier lesen können. Oder auch im Folgenden:

»Da ich die letzten Jahre oft durch lästige Infektionen beeinträchtigt wurde, bin ich sehr vorsichtig geworden … Es war einfach unschön, immer wieder eine Woche auszufallen. Man kriegt richtig Angst vor Kontakt mit kranken Menschen.
Seit ich auf Empfehlungen … nun seit etwa sechs Monaten deutlich höher dosiertes Vitamin C sowie einen hochwertigen Multivitaminsaft, Magnesium, Vitamin D, deutlich weniger KH (Kohlenhydrate) sowie deutlich mehr Eiweiß nehme, sind diese Infekte vorbei. Endlich kann ich entspannter sein, denn ich spüre förmlich, wie ich drohende Infekte ›wegballern‹ kann durch stündlich höheres Vitamin C. Meine Kolleginnen sprechen mich außerdem auf meine schöne Haut an. Sehr angenehm!«

»Infekte wegballern.« Welche Selbstsicherheit aus diesen Worten spricht. Wir sind nicht ausgeliefert. Wir haben Gesundheit, besser Wohlbefinden ein gutes Stück weit selbst in der Hand. Wir können Heilung auf Turbo schalten!

Abwehr einschalten

Zu solchen Infekten muss es aber gar nicht erst kommen. Schließlich kennen wir ja eine Reihe von Molekülen, mit denen wir unser Immunsystem stärken können:

> *»Viermal die Woche gelaufen bin ich schon immer. Jetzt neu Low-Carb-Ernährung. Jetzt neu täglich Eiweißdrinks. Jetzt neu: NEM (Zink, Eisen, Selen, Vit D, Magnesium, Vit B_{12}, Folsäure). RESULTAT: 11 Kilo abgenommen, ohne zu hungern. Keinen Tag krank. Keine Magenprobleme mehr (Heliobacter …). Allgemeines WOHLSEIN und GLÜCKLICHSEIN total zugenommen.«*

Keinen Tag krank

Das Immunsystem ist ein hochkomplexes System, in dem die Lymphknoten, die Milz, das Knochenmark, Darmschleimhaut, Haut, Immunzellen und Immunbotenstoffe zusammenarbeiten. Mit den richtigen Stoffen versorgt, ist es sehr schlagfertig. Das Immunsystem braucht immer wieder neue Zellen: für die unterschiedlichen weißen Blutkörperchen, für die Haut, die Darmschleimhaut. Daher werden alle Substanzen, die für eine gute Zellteilung nötig sind, besonders dringend benötigt:

- Folsäure, Vitamin B_{12} und Proteine, damit das Signal zur Zellteilung funktioniert.
- Proteine, Fettsäuren, Omega 3 und die Mineralstoffe und Spurenelemente Eisen, Zink, Jod, Selen, Mangan, Molybdän, Silizium, Kupfer und Lithium, damit die Zellen mitsamt den notwendigen Proteinen, Enzymen und Signalstoffen richtig gebaut werden können.
- Vitamin C, Vitamin E, Carotinoide, Vitamin A, B_6, die schon erwähnte Folsäure, Vitamin B_{12} und natürlich Vitamin D_3 helfen bei Zigtausenden Stoffwechselabläufen.

Der Organismus schlägt zurück

Es braucht nur eine Viertelstunde, und unser Organismus hat komplett auf Abwehr umgeschaltet. Das passiert (wenn die Abwehr stimmt!) nach jeder Infektion mit Bakterien, Viren, Pilzen oder Parasiten. Das passiert, wenn wir uns einen Splitter in den Fuß gerammt oder sich Pollen in unsere Atemwege verirrt haben.

Nur 15 Minuten nach einem »Angriff« verändert sich die Genaktivität in den betroffenen Zellen und in den zum Immunsystem gehörenden Geweben. Nach zwei Stunden sind über 100 spezifische Gene aktiv. Sie werden von Proteinen angeschaltet, Methylgruppen werden montiert oder demontiert, miRNAs gehen ans Werk, Gene für die Herstellung von Proteinen werden aktiv, Transport- und Signalproteine gebildet, die DNA für die neuen Zellen werden kopiert, Fettsäuren finden sich zu Zellmembranen zusammen. Heiß: Großbestellung an die gespeicherten Nährstoffe, besonders werden Aminosäuren und Fettsäuren benötigt.

Hat das Immunsystem alle Stoffe, die es braucht, wird der Körper nicht einmal krank, alles läuft im Gleichgewicht. Erfordert es eine sehr starke Immunantwort, ist man ein paar Tage malad. Das kann immer mal passieren. Gut versorgte Menschen werden allerdings deutlich weniger häufig krank, und wenn sie krank werden, ist der Spuk schneller wieder vorbei.

Unschlagbar mit C + E + Zn

Bei einer Erkältung, einem grippalen Infekt, einer Blasenentzündung oder bei aufblühenden Herpesbläschen helfen dem Körper Vitamin C, E und Zink.

Wenn die Nase juckt und der Hals zwickt, ist höchste Zeit für Vitamin C. Und zwar massiv: Ein bis drei Gramm Vitamin C nehmen! Sofort! Wiederholen am nächsten Tag. Wenn der Körper eine Infektion bekämpft, dann fährt das Immunsystem auf Hochtouren. Vitamin C stimuliert die Synthese von Immunzellen und schützt gleichzeitig das Bindegewebe vor dem Zellschrott, den die Killerzellen nach der gewonnenen Abwehraktion hinterlassen. Denn der ist aggressiv.

Auch Zink ist ein Alleskönner. Es reguliert maßgeblich das Immunsystem und wirkt als Antioxidans. Leider ist ein Zinkmangel sehr häufig. Kommt dann eine Infektion hinzu, kann das Immunsystem nur mit einem dürftigen Notfallplan reagieren. Statt einem halben Tag Nasenkribbeln heißt das dann: zwei Wochen im Bett. Damit das nicht passiert: massiv Zink! 30 bis 60 Milligramm täglich in den Zeiten, in denen Ihr Immunsystem zu kämpfen hat.

Wenn Sie dann noch Vitamin E, 400 IE, hinzufügen, fühlt sich Ihr Immunsystem noch einmal unterstützt. Vitamin E kann Vitamin C recyceln, macht es noch effizienter. Vitamin C und E sowie Zink sind die wichtigsten Mittel in einer gut sortierten Hausapotheke!

SCHON GEWUSST?

Ernährung: Das tut gut!

- **keine Kohlenhydrate (weniger als 50 Gramm pro Tag)**
- **viel Protein (1–2 Gramm pro Kilogramm Körpergewicht)**
- **Omega 3 (2–6 Gramm pro Tag)**
- **Vitamine und Mineralstoffe**

Das ist das Grundrezept. Das ist die Basis für einen gesunden Körper. Wer nur diese Basis beachtet, macht schon einen großen Schritt in Richtung Gesundheit. Da aber jeder Körper etwas anders ist, jeder anderen Anforderungen gewachsen sein muss, jeder schon im Mutterleib etwas andere epigenetische Muster mitbekommen hat und sich jeder seine ganz individuellen Mängel durch persönliche Vorlieben und Abneigungen, durch ethische Überzeugungen oder durch übernommene Familientraditionen der kostengünstigen Lebensmittelversorgung angeeignet hat, braucht ein jeder zum Grundrezept individuell fein abgestimmte Ergänzungen.

Stoffwechselturbo Laufen

Sitzen bringt den Stoffwechsel in den Zellen durcheinander. Regelmäßige Bewegung verändert den Stoffwechsel – und schaltet sogar Wachstumshormone an!

Bitte nicht Dummsitzen

Wer rastet, der rostet buchstäblich: Zellen und Moleküle reagieren empfindlich auf stundenlanges Sitzen am Schreibtisch. Oder an der Spielekonsole.

- Die Muskeln verspannen, da sie immerzu in der gleichen Position gehalten werden.
- Die Atmung wird flach mit der Folge, dass die Minimalversorgung mit Sauerstoff nicht ausreicht.
- Weil weniger Sauerstoff kommt, werden alle Stoffwechselabläufe heruntergefahren: weniger Hormone (Testosteron stürzt ab!), weniger Abwehr, weniger Gehirnleistung!
- Alle Muskeln (auch das Herz!) werden schwach, die Knorpel werden dünner, die Knochen brüchig.

Bewegung ist eine Wohltat für jede unserer Zellen, für jedes Molekül in unserem Körper. Artgerecht wäre es wohl, wenn wir den ganzen Tag herumliefen. So etwa 200 Kilometer in der Woche, vermute ich. Ist heute natürlich schwer zu realisieren. Dann immerhin täglich 30 bis 60 Minuten laufen bei Wind und Wetter, außerdem 15 Minuten Krafttraining. Mindestens!

Genau das will unser Körper, genau das braucht er. Wachstumshormone werden freigesetzt. Reparieren und erneuern alles, so ganz nebenbei. Neue Herz- und Skelettmuskulatur entsteht, kleinste Blutgefäße werden in die Muskulatur verlegt. Die Muskulatur ist der Hochofen des Energiestoffwechsels. Je mehr Muskeln, desto höher liegt der Grundumsatz und desto eher werden auch dann Fette und Kohlenhydrate in Energiemoleküle verwandelt, wenn wir uns mal nicht bewegen.

Die braucht der Körper für viele weitere Stoffwechselabläufe. Regelmäßiges Laufen führt zu geringeren Körperfettanteilen, senkt den Blutdruck, der Ruhepuls nimmt ebenfalls ab, die Herzmuskeln werden kräftiger, können sich besser kontrahieren, damit einher geht eine Erhöhung des Herzschlagvolumens und des Herzzeitvolumens, die Lunge kann 50 bis 70 Prozent mehr Sauerstoff aufnehmen, der Cholesterinspiegel sinkt, und die Stresshormone verschwinden. Regelmäßiges zusätzliches Krafttraining lässt ebenfalls die Herz- und Skelettmuskulatur stärker werden, senkt den Blutdruck, wirkt gelenk- und wirbelsäulenschonend, die Anzahl der Mitochondrien, der zellulären Mini-Kraftwerke, nimmt zu.

Wonnen der Herzhose

Herzhose – ein schönes Wort. Dahinter steht eine Idee von Ivo und Eva Buschmann und weiteren Ärzten der Berliner Charité. Es müsste doch, dachten sich diese Mediziner, es müsste doch möglich sein, den Körper eines herzkranken Menschen mittels Apparaturen so in Bewegung zu bringen, dass der Stoffwechsel in Wallung kommt und der Körper neue Arterien ausbildet – auch wenn der Patient nicht selbst aktiv Sport treibt. Sondern eben in einer »Herzhose« steckt und von dieser durchgewalkt wird. Jörg Blech beschreibt den Apparat in *»Gene sind kein Schicksal«* (Fischer, 2010, S. 164):

»Eva Buschmann drückt einen Knopf. Ein Brummen erfüllt den Raum, und jählings rollen Wellen durch Schulzes Körper: zuerst zucken die Füße nach oben, dann die Oberschenkel, dann der Unterleib. Wer den sich im Sekundentakt aufbäumenden und erschlaffenden Körper betrachtet, der muss unweigerlich an Folter denken – nur, dass Holger Schulze ganz glücklich ausschaut: ›Herrlich‹, ruft er auf der Liege, ›ich fühle mich, also ob ich in einem Jungbrunnen bade.‹«

Eine Herzhose kann man sich vorstellen wie die Bekleidung eines Michelinmännchens: luftgefüllte Ringe, die segmentweise aufgepumpt und wieder abgepumpt werden. So wird das Blut in Wallung gebracht. Nach sieben Wochen Herzhose – jeden Tag eine Stunde – hat sich die Leistung der von selbst im Körper gewachsenen Bypässe um 87 Prozent verbessert. Bewegung hilft! Auch wenn sie nur mit Luftpumpen simuliert wird.

Fettstoffwechsel ankurbeln

So. Nun geht es uns hier nicht nur um Reha. Es geht uns um Power. Den Stoffwechsel auf Hochtouren bringen! Das geht noch viel besser ohne Herzhose. Nur mit Sporthose. Auf der Rennstrecke.

Der effizienteste, leistungsfähigste für uns erreichbare Stoffwechsel heißt Fettstoffwechsel. Der Schlüsselfaktor zur Leistungssteigerung. Erreichbar durch eine einzige Maßnahme:

Carbs runter.

Laufen rauf.

Wie war das noch? Kohlenhydrate stoppen die Fettverbrennung. Und locker Fette verbrennen will jeder, der sich schon einmal bei Marathonkilometer 30 in den nächstbesten Straßengraben fallen lassen wollte, weil nix mehr ging.

Fettstoffwechsel geht! Trägt uns locker über Kilometer 30. Allerdings nur dann, wenn der Fettstoffwechsel trainiert wurde. Systematisch. Wie die Prozesse ablaufen müssen, das weiß unser Organismus schon sehr gut selbst. Diese Prozesse einschleifen und optimieren, das können wir mit Training. Heißt: Laufen, laufen, laufen. Ohne Carbs im Säckel. Nur so verbrennt der Körper allen verfügbaren Zucker, und nur so wird er praktisch dazu gezwungen, die Fettspeicher anzugreifen. Macht er ja nicht freiwillig.

Harten Ausdauersport können Sie übrigens gleichsetzen mit Kampf gegen Krebs. Hartes Training können Sie gleichsetzen mit Verhandlungsmarathon. Ein Turbostoffwechsel ist immer dann gut, wenn es auf Hochleistung ankommt.

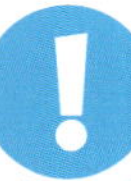

SCHON GEWUSST?

Das Immunsystem schützen

Auf der Suche nach Energie findet unser Körper neben dem Bauchspeck auch unsere wertvollen Eiweiße. Das sind Eiweiße in den Muskeln und leider auch die, aus denen das Immunsystem besteht. Wer nicht aufpasst, verbrennt also im Training praktisch sich selbst. Lässt sich leicht verhindern! Hier mein privates Rezept dagegen:
Eine Radflasche mit Eiweißpulver mitnehmen. Halb Pulver, halb Wasser, geschüttelt.
Hungeräste, also Unterzuckerung, habe ich oft genug erlebt. Nach längeren sauren Berganstiegen (Puls zu hoch, reiner Zuckerstoffwechsel). Aus diesem Grund steckt eben doch ein Powergel für den Notfall im meiner Tasche.

Heilung in Rekordzeit

Elektrisiert hat mich die Mail von heute. Aus Australien. Auch da kennt man sich aus:

»Nach vielen Jahren der Low-Carb-Ernährung, NEM, Anwendung der Frohmedizin und täglichen sportlichen Betätigungen habe ich eine weitere für mich äußerst positive Erfahrung gemacht. Während einer Trainingseinheit habe ich mich mit meiner Zeitfahrmaschine überschlagen. Mit viel Glück und aufgrund meiner sehr guten körperlichen Verfassung habe ich mir nur zwei Mittelhandknochen gebrochen und diverse Wunden, die genäht werden mussten.«

Bisher alles normal. Nichts Besonderes. Kommt vor. Habe ich persönliche Erfahrung. Einzig die Bemerkung »sehr gute körperliche Verfassung« lässt mich philosophieren: Was wäre einem Normalmenschen alles passiert? Wie viele Knochen hätte der gebrochen? Aber weiter:

> *»Und nun das: Speed-Heilung. Nach knapp zwei Wochen waren alle Wunden sehr gut verheilt und die Hand schon wieder beweglich. Die mich behandelnden Ärzte stehen vor einem kleinen Rätsel, da sie bei einem 56-Jährigen so etwas noch nicht erlebt haben.«*

Rätsel? Ja eben! Klinikärzte, die meisten niedergelassenen Ärzte verstehen gar nicht, wovon wir hier sprechen. Die kennen diese Phänomene nicht. Speed-Heilung. Wunden haben sich nach wenigen Tagen verschlossen. Knochenbrüche sind nach zwei Wochen wieder belastbar. Ohne Operation. Dahinter stecken Ihnen längst bekannte Geheimnisse wie

- Wachstumshormon,
- Testosteron,
- Aminosäuren,
- Vitamine.

Es handelt sich nicht um Geheimnisse. Es handelt sich um ganz normale Abläufe im menschlichen Körper. Das Normalste vom Normalen. Wird nur leider oft völlig vergessen.

Hilfreich ist auch ein täglicher Nüchternlauf von 30 bis 60 Minuten sowie ein Krafttraining von täglich mindestens zwei Minuten mit höchstmöglichem Krafteinsatz.

Genschalter Denken

Regelmäßige Meditation bringt Gedanken zur Ruhe, das reduziert Stress und Angst. Die veränderten Aktivitäten im Gehirn setzen sich sogar nach der Meditation fort. Das Immunsystem profitiert ebenfalls von den Achtsamkeits- und Konzentrationsübungen, verbessert sich messbar.

Nun ist Meditation nicht das, was dem typischen Westeuropäer leichtfällt. Mancher ist richtiggehend genervt von diesem Thema. Deshalb an dieser Stelle eine ganz andere, eine gute Nachricht für alle passionierten Denker: Auch Nachdenken hilft. Richtig nachdenken! Dieses richtige Nachdenken hat überhaupt nichts zu tun mit Grübeln oder mit sinnlosem Sich-Sorgen-Machen. Nachdenken löst emotionale Knoten auf, rückt falsche Vorannahmen zurecht, kann also ebenfalls wirken wie eine Entspannungsübung – übrigens ein etwa 2300 Jahre alter Gedanke vom alten Meister Epikur. Nachdenken kann sogar Trost spenden – eine Idee vom römischen Denker Boethius und aktuell von Alain de Botton: Beide haben ein Buch mit dem Titel »Trost der Philosophie« geschrieben. Nicht zuletzt formt Nachdenken unsere Persönlichkeit, und mehr noch: Nachdenken macht uns überhaupt erst zu Personen, die so weit sind mit der inneren Entwicklung, dass sie Verantwortung übernehmen können. Verantwortung für ihre Heilung.

Dass Persönlichkeit das »Ergebnis von Nachdenklichkeit« sei, auf diese Idee ist die Philosophin Hannah Arendt (1906 bis 1975) gekommen. Heißt: Wer nicht darüber nachdenkt, was er jeden Tag auf dem Teller hat, womit er sein Geld verdient, ob er sich bewegt oder eben nicht, womit er sein Hirn sinnvoll beschäftigt oder weniger sinnvoll ablenkt, der ist doppelt gestraft. Aus medizinischer Sicht ist er mit höchster Wahrscheinlichkeit krank. Und aus ethischer Sicht trägt er weder Verantwortung, noch hat er ein Gewissen – ist also als Person gar nicht richtig da. Nur als Attrappe vielleicht.

Endlich loslassen

Meditation kann für mich ganz verschieden aussehen. Der eine mag sich in orangefarbene Gewänder kleiden und auf eine ganz bestimmte Weise sitzen. Der andere meditiert einfach so, zwischendurch, während er am Bahnhof auf seinen Zug wartet. Funktioniert beides. Wichtig ist das Abschalten des inneren Affengeschnatters. Wie genau man das wiederum anstellt, überlasse ich jedem selbst: Der eine kommt besser klar mit einem Mantra (meines heißt IAMON – ein völlig sinnloses Wort, deshalb funktioniert es so gut). Der andere schaut seinen Gedanken zu und lässt sie weiterziehen. Der Dritte konzentriert sich auf seinen Atem. Ein Vierter lässt sich durch seine Meditation führen mit einer App. Alles ist möglich! Hauptsache, das Hirnabschalten funktioniert.

Wenn es funktioniert, schaltet die innere Heilung auf Turbo. Messbar! Denn Meditieren macht jung. Bewiesen von einer Studie, veröffentlicht in der Zeitschrift *Cancer*. Da hat man 88 Frauen nach einer überstandenen Brustkrebstherapie das Meditieren beigebracht und ihre Cortisolspiegel und Telomerlängen untersucht. Telomere sind repetitive DNA-Abschnitte an den Enden eines jeden Chromosoms. Diese Enden verkürzen oder regenerieren sich im Laufe des Lebens unter dem Einfluss des Enzyms Telomerase.

Jetzt kommt's: Die Aktivität der Telomerase wird durch Stress beeinflusst. Mehr Stress lässt die Telomerase lahm werden, und die Telomere schrumpfen. Die durch die Behandlung des Brustkrebses gestressten Frauen konnten mit Hilfe der erlernten Meditationstechnik ihren Stress reduzieren. Im Vergleich zu einer Kontrollgruppe blieben die Längen ihrer Telomere stabil, in der Kontrollgruppe schrumpften sie weiter *(Cancer. 2015; 121(3):476-484*). Das beweist: Meditation wirkt als Genschalter, schaltet die Gene zur Herstellung der Telomerase an.

Meditation hilft also Kranken bei der Heilung. Und bringt Gesunde auf Turbo – und zwar besonders dann, wenn eine Turbomeditation absolviert wird. Zen zum Beispiel. Zen-Meditation ist eine ganz besonders strenge Form des Meditierens. Wer Zen übt, der sitzt zum Beispiel vor einer weißen Wand. Lange. Sehr lange. Sobald seine äußere Haltung nicht mehr stimmt, holt der Zen-Meister den Stock und schlägt ihm auf den Rücken. Nun gut. Wem es hilft. Jedenfalls haben Wissenschaftler aus Spanien und Brasilien bei Zen-Meditierenden die Länge der Telomere untersucht. Und siehe da: Ihre waren durchschnittlich länger als die einer Kontrollgruppe. (*Mindfulness. 2016;7:651-659*)

Unter meinen Patienten ist einer, der ausgerechnet mit dieser sehr strengen Form der Meditation einen deutlichen Schritt Richtung Heilung gegangen ist. Umso erstaunlicher, weil er massiv litt unter Morbus Bechterew. Diese Krankheit befällt die Wirbelsäule: Die wird steif, sie verknöchert und kann dabei so krumm werden, dass betroffene Patienten nur noch auf den Boden schauen können. Und das bei permanenten Schmerzen.

Nachdem also mein Patient mit Hilfe eines Korsetts einen einigermaßen aufrechten Gang erreichte, verordnete er sich Krafttraining. Dies war so erfolgreich, dass er nach einer Weile auf das Korsett verzichten konnte. Chapeau! Dann probierte er Zen-Meditation – und schrieb mir diesen Brief:

»Die längeren Kurse waren für mich immer eine Qual. Dann setzte Besserung ein. Unfassbar. Cortisol danach: 66. Und jetzt bin ich gerade von einem Kurs mit vollen 14 Tagen zurückgekommen, und es ging noch besser. Meine Beweglichkeit hat spürbar zugenommen.«

Das ist für mich Frohmedizin. Eine wirkliche und wahre Sensation, die die Menschen doch zu Tausenden auf die Meditationskissen treiben müsste. Warum tut sie's dann nicht? Meditation ist anstrengend. Zen ist wirklich hart. Das mögen die meisten Menschen dann doch nicht.

Meditatives Laufen

Wir laufen. Laufen im Idealfall täglich. Nutzen den Reflex, den die Evolution in uns eingebaut hat. Die ganze Woche. Und sonntags? Da könnten wir doch laufend »ruhen«, oder? Sonntag heißt für mich Meditationslauf. Anders, länger, leichter. Lernen wir, hineinzulaufen in … andere Welten. Lernen wir, beim Laufen nicht auf die Uhr zu schauen und nicht auf den Pulsmesser. Laufen wir länger, anders, meditativer.

Was dann passiert, ist erstaunlich: Während der Woche arbeitet unser Gehirn im Beta-Zustand. Es ortet Umweltreize, ordnet Geräusche ein, hört Menschen zu, reagiert auf Situationen. Im Meditationslauf verlangsamen sich die Gehirnströme. Wir geraten in den Alpha-Zustand. Gedankenmüll fällt ab. Man steckt seine Gedankenenergie in sich selbst. Und färbt den Ursprung der Gedanken, der im Alltag oft so grau ist, einfach neu ein. Glücklicher, heller, farbiger.

In andere Welten laufen

Es ist wirklich möglich: Jeder kann in andere Welten hineinlaufen. Zunächst ganz wörtlich: Jeder kann sich die schönsten Orte seines Lebens vorstellen. Die schönsten Orte seiner Phantasie. Später werden das andere Gedankenwelten, in die Sie auch laufen können. Andere Gefühlswelten. Völlig neue Dimensionen.

Diese Erfahrung ist so wichtig, dass ich sie auch in diesem Buch noch einmal unterstreichen möchte. Auch ich habe all das nicht gewusst. Ich war sicher, in einer Welt zu leben, zu arbeiten und irgendwann zu sterben. Mit dem Laufen hat sich mir ein Türchen geöffnet in neue Welten. Zuerst haben mich die Wettkämpfe auf andere Kontinente geführt. Dann hat mir das Laufen gezeigt, dass es tief im Geist, tief in der Seele des Menschen noch unendlich viel zu entdecken gibt.

Dank der idealen Verknüpfung: lebensnotwendiges Laufen und grenzüberschreitende Meditation. Können wir auch umgekehrt sagen: grenzüberschreitendes Laufen und lebensnotwendige Meditation. Eine Erfahrung, die viele von Ihnen teilen. Sven M. schreibt im Forum:

»Ich habe die Erfahrung gemacht, dass mir beim Laufen das Meditieren viel leichter fällt. Ich kann dabei viel besser abschalten, als ich es im Sitzen oder Liegen kann. (…) Mir persönlich ist es zu unnatürlich, die ganze Zeit ein Mantra in Gedanken zu wiederholen. (…) Nach meiner Erfahrung reicht es aber auch schon, sich zu sagen, ich möchte jetzt abschalten. Dadurch höre ich schon auf nachzudenken (zumindest während des Laufens). Wenn dann mal ein Gedanke aufkommt, verwerfe ich ihn eben gleich wieder. Meditatives Laufen ist schon eine tolle Erfahrung. Ich nehme die Umgebung dadurch viel bewusster wahr und spüre einfach das Leben im Hier und Jetzt. Ich glaube, viele Menschen habe dies verlernt, aber meditatives Laufen ist eine der effektivsten Methoden dies wieder zu erlernen.«

Antwortet Stefanie P.:

»Hi Sven, Du bringst es auf den Punkt! Ich bin auch ein Typ, dem Meditation pur schwerfällt, habe das Gefühl, schon gar nicht so ruhig sitzen bleiben zu können. Meine Gedanken bekomme ich im physischen Ruhezustand nicht zur Ruhe. In Bewegung ist das viel einfacher. Das ist mein Grund und mein Antrieb für das tägliche Laufen. Damit stellt sich die Frage: ›Soll ich heute oder soll ich nicht?‹ auch nicht mehr. Das hat dann nichts mit Training, Entwicklung, Tempo oder Wettkampf zu tun. Meditatives Laufen ist etwas anderes. Viel Spaß allen, die das noch nicht kennen, beim Ausprobieren! Stefanie«

Wer sich auf das Abenteuer meditatives Laufen einlässt, der erlebt die Vielweltentheorie der modernen Physik plötzlich live und in Farbe. Wer sich auf dieses Abenteuer einlässt, der findet plötzlich seinen ganz eigenen Weg zur Heilung. Denn aus dem Nichts taucht plötzlich die Erkenntnis auf.

Wie geht das? Vielleicht – und in dieser Auffassung treffen sich die indischen Hinduisten auf einzigartige Weise mit den Pionieren der Quantenphysik – vielleicht nimmt unser Bewusstsein während einer Meditation Kontakt auf zu einem wie auch immer alles durchdringenden Bewusstsein. Das die Lösungen immer schon parat hat. Wir brauchen eben nur … den Zugang. Laufen ist ein Weg! (Neugierig? Mehr zu diesem Konzept in *»Der Schlüssel zur Gesundheit«*, Heyne 2016).

Den Geist öffnen

Ist noch die Frage offen: Wie geht das nun, eine Meditation während des Laufens? Beim Meditationslauf ist es entscheidend, sich auf das Hier und Jetzt zu fokussieren. Wie bei einer Achtsamkeitsmeditation können wir uns auf den eigenen Körper konzentrieren: Vielleicht zuerst auf die Füße, auf den Kontakt der Füße mit dem Boden, dann auf die Füße und die Beine, das Becken, auf Bauch und Rücken, dann auf Hüfte, Bauch und Rücken gleichzeitig (gar nicht so leicht, wie es klingt! Ausprobieren!). Dann auf die Arme, den Nacken, die Gesichtsmuskulatur, die Kiefermuskulatur. Schließlich auf die Schultern: Hängen sie locker oder sind sie gewohnheitsmäßig nach oben gezogen? Immer wenn die Gedanken abwandern wollen, holen wir sie zurück zum Körper. Fokussieren auf die Atmung. Auf das Hier und Jetzt.

Das Hier und Jetzt hat beim Laufen noch mehr zu bieten: Das Licht in den Bäumen und Sträuchern. Vogelgezwitscher, vielleicht auch das Geräusch von sich im Wind bewegenden Pappelblättern, vielleicht von einer Straße, einer Bahnlinie. Ist die Luft feucht vom morgendlichen Tau? Spüren wir Sonne oder Nieselregen auf der Haut? Konzentrieren wir uns auf die Farben, nehmen wir alles um uns herum so intensiv wahr wie möglich.

Kann sein, dass wir uns plötzlich sehr glücklich fühlen. Kann aber auch sein, dass sich ein alter Ärger meldet. Lassen wir alles ziehen in Frieden. Und laufen einfach weiter. Manchmal passiert dabei ein Wunder:

»Ich laufe dank Ihnen jetzt seit ungefähr einem Jahr ... natürlich fröhlich und automatisch beinahe hüpfend auf dem Vorfuß!
Vor 2 ½ Wochen der unglaubliche Moment! Ich bin durch den Wald gelaufen. Durch den sonnigen Wald mit meiner Lieblings-Gute-Laune-Laufmusik im Ohrstöpsel. Da laufe ich so fröhlich vor mich hin, und nach ungefähr 20 Minuten ... weg! Irgendwie alles weg für einen ganz kurzen Moment.
Und dann schwappte eine Riesenwelle voll mit Glücksgefühl über mich! Wow ... Wahnsinn! Ich wusste gar nicht, wohin mit dem ganzen Glück, habe beim Laufen meine Arme ausgebreitet wie der berühmte Adler, bin im Wechselschritt gehüpft und hab mich um mich selbst gedreht vor Freude. Noch immer fange ich sofort an zu lächeln, wenn ich daran denke.
Wahnsinn! Vielen Dank dafür ... ohne Ihr eindringliches: Lauf los ... Jetzt. Sofort! hätte ich nie damit angefangen. Ich könnte Sie knutschen.«

Also gut. Die letzten Worte lassen wir mal weg. Ich bin da ein bisschen sperrig. Aber sonst: Schöner kann man es nicht beschreiben. Und so ein Erlebnis bleibt erhalten, gespeichert fürs ganze Leben. Um es – wann immer nötig – wieder hervorzuholen und darin aufzugehen.

Meditatives Laufen gelingt übrigens leichter, wenn wir durch die Nase atmen. Die Umstellung braucht etwas Übung, aber sie lohnt. Die Luft wird durch die Nasenhaare gereinigt, und die Nasenschleimhaut feuchtet sie an, der Geruchssinn wird aktiviert, das verändert wiederum die Aktivitäten im Gehirn, besonders im Hypothalamus und der Hypophyse. Die Nase kann noch mehr: In den Nasenflügeln entsteht aus Teilen der Atemluft Stickstoffmonoxid. NO! Wir kennen das Molekül, es kann auch aus Arginin gebildet werden und stellt die Gefäße weit. Bei der Atmung durch die Nase gelangt immer ein Teil des Stickstoffmonoxids in die Lunge, lässt die kleinsten Blutgefäße in der Lunge weit werden. So können wir mehr Sauerstoff aufnehmen. Die Atmung durch die Nase führt zu einer um 10 bis 15 Prozent verbesserten Sauerstoffbindung im Blut!

Zeigt uns einmal mehr: Meditation bringt Power. Messbar!

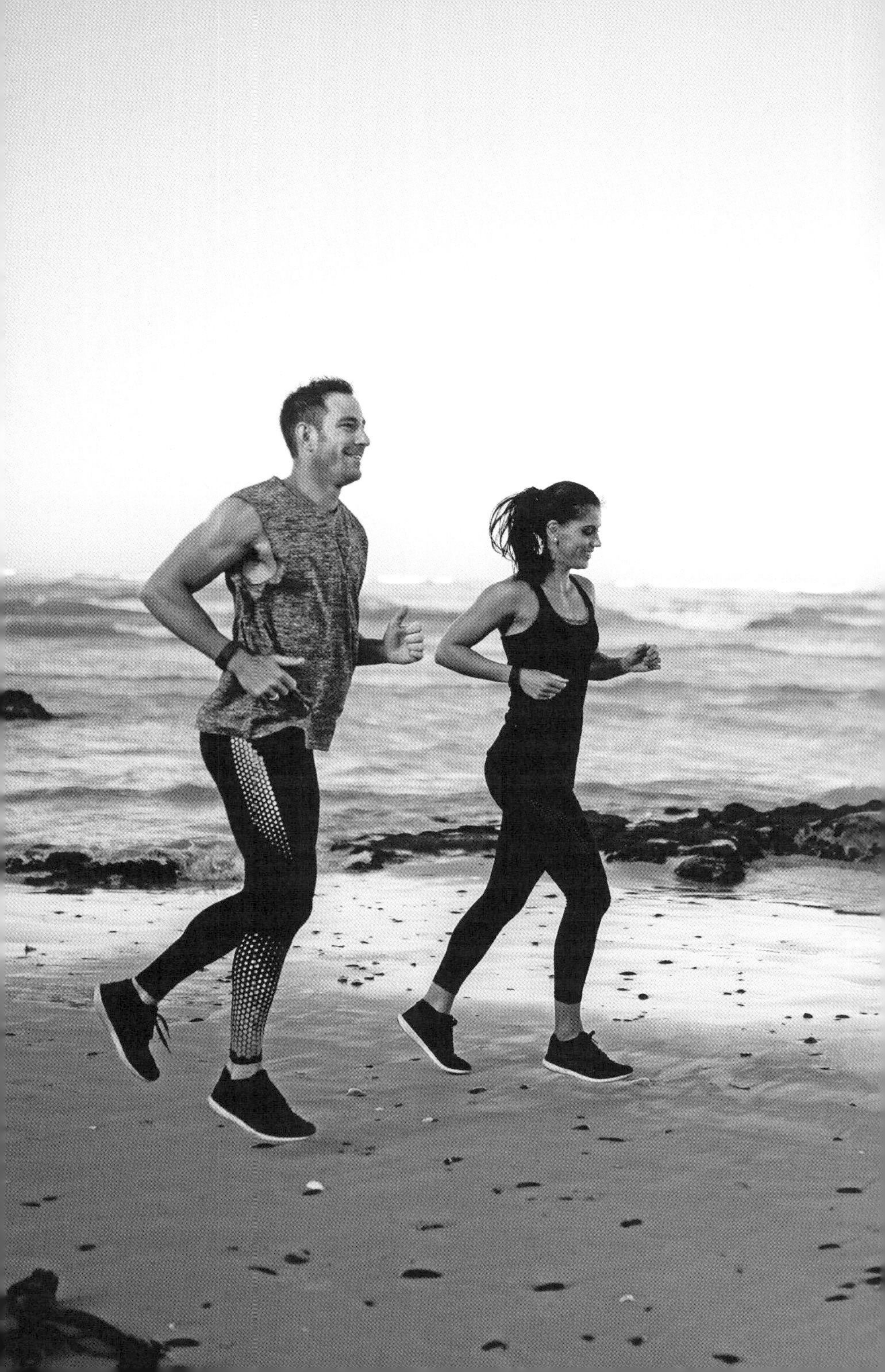

Dem Körper geben, was er braucht

Wer weiß schon, dass wir Nickel im Darm brauchen? Oder Phosphor: Schon gewusst, dass ohne »P« im Energiehaushalt gar nichts läuft? Und dass die Leber Threonin benötigt? Molekularmedizinische Zusammenhänge sind für viele neu – und sie sind für die Heilung von innen absolut wesentlich. Deshalb hier eine Übersicht über viele existenziell wichtige Bausteine und über das, wofür diese Bausteine zuständig sind.

Das Alphabet der heilenden Atome und Moleküle

Die folgende Übersicht soll dabei helfen, die Wirkung von Versorgungslücken besser zu verstehen.

Die einzelnen Stoffe sind alphabetisch geordnet. Es gibt natürlich zahlreiche weitere Moleküle und Atome, die in unserem Körper ebenfalls eine Rolle spielen. Wenn Sie sich für weitere Stoffe interessieren, die in dieser Liste nicht berücksichtigt werden konnten, nutzen Sie gerne die Stichwortsuche auf der News-Seite unter *www.strunz.com*. Sie werden mit hoher Sicherheit fündig. Hier ist es also, das Alphabet der Moleküle und Atome, die wir – in der richtigen Menge und am richtigen Ort – zum gesunden Leben unbedingt brauchen.

Arginin

Molekül: Arginin enthält energiereiche Stickstoff-Phosphat-Verbindungen, kann als Energiequelle in speziellen Speicherzellen sogar auf Vorrat gebunkert werden. Es ist das einzige Ausgangsbaumaterial für Stickstoffmonoxid (NO) im Körper.

Molekularmedizinische Bedeutung: Arginin stärkt das Immunsystem. Arginin wirkt aber auch bei einem Diabetes oder als Diabetesprävention, denn es beeinflusst die Freisetzung von Insulin aus den Beta-Zellen des Pankreas, verringert eine Insulinresistenz.

Außerdem ist Arginin an der Freisetzung des Wachstums- und »Jungbrunnenhormons« HGH beteiligt und damit wichtig für den Aufbau von körpereigenem Eiweiß. Es beeinflusst den Aufbau von Kollagen, ist wichtig für Wundheilung und Knochenstoffwechsel und auch für die Harnstoffsynthese in der Leber.

L-Arginin wird zu Stickstoffmonoxid (NO) verstoffwechselt, das wiederum erweitert die Blutgefäße und hilft so dabei, den Blutdruck zu regulieren. NO ist Überträgerstoff im zentralen Nervensystem und im Immunsystem. NO verhindert, dass sich die Thrombozyten im Blut an der falschen Stelle verklumpen und ist deshalb ein molekularmedizinisch relevantes Anti-Schlaganfall-Mittel.

Wenn Sie sich an die empfohlene Proteinzufuhr von einem bis zwei Gramm pro Tag und Kilogramm Körpergewicht halten, kommen Sie rechnerisch auf eine ungefähre Argininzufuhr von einem bis fünf Gramm. Empfohlen werden zwei bis sechs Gramm täglich. In besonderen Fällen, beispielsweise zur besseren Verheilung einer Brandverletzung, werden bis zu 30 Gramm Arginin pro Tag verabreicht.

Carnitin

Molekül: Carnitin ist eine natürlich vorkommende Verbindung aus zwei Aminosäuren: Lysin und Methionin. Carnitin kann im Körper bei einer ausreichenden Versorgung mit den beiden Aminosäuren hergestellt werden, eine zusätzliche Anlieferung durch die Nahrung oder Nahrungsergänzungsmittel ist ratsam.

Molekularmedizinische Bedeutung: Carnitin spielt eine wichtige Rolle im Energiestoffwechsel der Fettsäuren. Langkettige Fettsäuren, die im Inneren einer Zelle schwimmen, reagieren über mehrere Stufen mit Carnitin. An der Außenseite eines Mitochondriums reagiert dieses Acylcarnitin mit einem Transportprotein und wird in das Innere des Mitochondriums geleitet. In dem Mitochondrium wird dann mit Hilfe der von Carnitin angelieferten Fettsäure Energie hergestellt. Bemerkenswert ist die regulierende Wirkung. Denn die Geschwindigkeit und die Menge der angelieferten Fettsäuren hängen direkt vom Carnitin und dem für das Carnitin bestimmten Transportprotein ab. Je mehr Carnitin, desto mehr Energie!

Carnitin ist hauptsächlich in Fleisch enthalten, besonders in rotem Fleisch. Ausdauersportler nehmen Carnitin oft als Nahrungsergänzungsmittel, weil es die Energiegewinnung aus den Fettsäuren ankurbelt. Zusätzlich soll das Molekül bei der Regeneration helfen. Wahrscheinlich hängt das mit seiner antioxidativen Wirkung zusammen. Carnitin hat zudem immunmodulierende Eigenschaften, auch das hilft bei der schnellen Regeneration.

Carnitin wird sogar Shampoos beigesetzt, soll gegen Haarausfall wirken. Wissenschaftlich bewiesen ist das nicht.

Chrom

Atom: Cr
Molekularmedizinische Bedeutung: Chrom potenziert die Wirkung von Insulin, senkt den Gesamtcholesterin- und Triglyceridspiegel, erhöht HDL-Cholesterin und ist wichtig für die Proteinsynthese im Herzgewebe. Und mehr noch: Gemeinsam mit Chrom reguliert Niacin den Glukosetoleranzfaktor, der wiederum zusammen mit Insulin den Blutzuckerspiegel reguliert.

Cystein

Molekül: Cystein zählt zu den nichtessenziellen bzw. semiessenziellen Aminosäuren, die der Körper selbst herstellen kann, aus der essenziellen schwefelhaltigen Aminosäure L-Methionin. Die Versorgung des Körpers mit L-Cystein hängt also direkt ab von der Versorgung mit L-Methionin.
Molekularmedizinische Bedeutung: Bei der Reaktion von zwei L-Cystein-Molekülen entsteht Cystein mit seiner typischen Disulfidbrücke. Das macht dieses Molekül zu einem idealen Bauteil, es sorgt für die richtige räumliche Struktur von Proteinen. In den Strukturproteinen des Bindegewebes ist Cystein wichtig für die Festigkeit, sorgt für feste Muskeln und Knochen. Es kommt auch in Haut und Haaren vor.

Bei einem Cysteinmangel kann der Körper auf Glutathion zurückgreifen, dieses zerlegen und so Cystein gewinnen. Glutathion besteht aus den drei Aminosäuren Glutaminsäure, Cystein und Glycin.

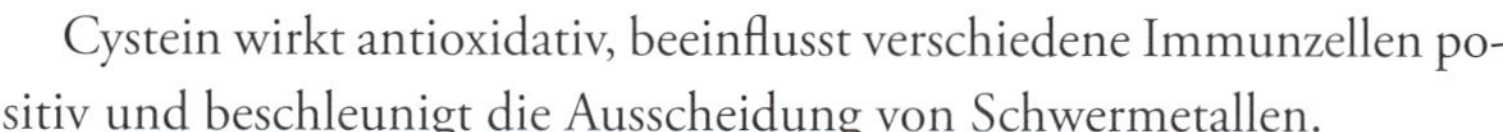

Cystein wirkt antioxidativ, beeinflusst verschiedene Immunzellen positiv und beschleunigt die Ausscheidung von Schwermetallen.

Als Nahrungsergänzung werden oft 0,5–1,5 Gramm L-Cystein pro Tag eingesetzt. Chronische Krankheiten können die Synthese stören, deshalb brauchen betroffene Patienten mitunter eine sehr viel höhere Dosis.

Dopamin

Molekül: Ein Neurotransmitter, entsteht bei der schrittweisen Synthese von Adrenalin aus der essenziellen Aminosäure Phenylalanin.
Molekularmedizinische Bedeutung: Vor allem im Rückenmark und Gehirn gibt es Neuronen, die stark auf Dopamin reagieren. Im Gehirn vor allem da, wo es um die Übertragung von Sinnesempfindungen geht. Auch im vegetativen Nervensystem reagieren Neuronen auf Dopamin, die an wichtigen Regulationsvorgängen der inneren Organe beteiligt sind. Dopamin ist sogar in die Regulation des Hormonhaushaltes eingebunden.

Dopamin entsteht bei der schrittweisen Synthese von Adrenalin aus der essenziellen Aminosäure Phenylalanin. Damit die einzelnen Schritte funktionieren, werden jede Menge andere Stoffe benötigt: Mit Folsäure, Magnesium und den richtigen Enzymen wird der Ausgangsstoff Phenylalanin zu Tyrosin. Im nächsten Schritt werden wieder Folsäure benötigt und Kalzium, und mit den richtigen Enzymen entsteht dann Dopa. Nur wenn dann genug Vitamin B_6 und das Enzym Dopa-Decarboxylase vorhanden sind, entsteht im nächsten Schritt Dopamin. Diese ersten Schritte bis zur Herstellung von Dopamin finden im Nebennierenmark, im Zwischenhirn (Hypothalamus), in einem bestimmten Teil des Hirnstamms (Substantia nigra) sowie in anderen Teilen des Nervensystems statt.

Dopamin wirkt als Neurotransmitter, wird aber teilweise auch weiter umgewandelt, vor allem in den Nervenzellen des Nebennierenmarks. Das Nebennierenmark ist ein Teil eines Drüsengebildes, das kappenartig über den beiden Nieren liegt. Mit der Hilfe von Vitamin C, Eisen und Kupfer und dem Enzym Dopamin-β-Hydrolyse wird dort Noradrenalin gebildet. Im letzten Schritt baut das Enzym Phenylethanolamin-N-Methyltransferase Adrenalin. Dazu wird zusätzlich wieder Folsäure, Vitamin B_6 und B_{12} gebraucht.

Dopamin wirkt als Neurotransmitter. Das heißt, eine Nervenzelle schüttet Dopaminmoleküle in den Zellzwischenraum aus, die Moleküle treten in Kontakt mit speziellen Rezeptoren der nächsten Nervenzelle. Der Kontakt mit den Rezeptoren verändert deren Struktur, das löst im Zellinneren weitere Prozesse aus. Ob Dopamin seine erregende Wirkung tatsächlich ausspielen kann, hängt davon ab, ob die Rezeptoren das Signal einer Dopaminausschüttung verstehen.

Zurzeit sind fünf verschiedene Rezeptoren bekannt, die alle unterschiedlich arbeiten. Ob so ein Rezeptor effektiv ist, hängt nicht nur von seiner Bauweise ab, sondern auch von den Eigenschaften der Zellmembran, in die er eingepflanzt ist. Sind viele Omega-3-Fettsäuren in ihr enthalten, können die Rezeptoren in der Membran ihre Positionen und ihre Konfigurationen viel leichter ändern, sie funktionieren dadurch besser.

Nachdem Dopamin an der Zelloberfläche einige Rezeptoren aktiviert hat, wird es von speziellen Transportproteinen eingefangen und ins Zellinnere transportiert. Dort wird es zerstückelt, also wirkungslos gemacht, seine Bestandteile recycelt. Kokain hemmt genau dieses Transportprotein. Damit bleibt Dopamin viel länger im Zellzwischenraum aktiv, aktiviert viel mehr Rezeptoren. Das ist die biochemische Erklärung für die euphorische Wirkung von Kokain.

Eisen

Atom: Fe

Molekularmedizinische Bedeutung: Eisen ist eines der häufigsten Metalle auf unserem Planeten und in unserem Körper. Im Organismus kommt es nicht als Atom (Fe) vor, sondern in Form von Eisenionen, entweder Fe^{2+} oder Fe^{3+}, die an weitere Moleküle gebunden sind.

Eisenverbindungen sind essenziell für den Sauerstofftransport. Ein Fe^{2+}-Ion ist das zentrale Element des Hämoglobinmoleküls. Daran bindet Sauerstoff in der Lunge, damit wird der Sauerstoff zu den Zellen im ganzen Körper transportiert und sogar Kohlendioxid wieder abtransportiert. In allen Zellen wird für den Energiestoffwechsel und für viele weitere Vorgänge Sauerstoff benötigt. Die Versorgung mit Sauerstoff entscheidet darüber, wie schnell unsere Beine rennen und wie schnell unser Gehirn denkt. Je mehr Eisen, desto mehr Sauerstoff – und desto mehr Leistung!

Fe^{2+} ist das entscheidende Molekül, denn die Menge an Hämoglobin (Sauerstofftransportprotein), an Myoglobin (das Protein, das den Sauerstoff in den Muskelzellen in Empfang nimmt und zu den Mitochondrien transportiert) und an Ferritin (das Speicher-Eisen-Protein) hängen direkt von der Menge der im Körper vorhandenen Eisenionen ab.

Eisen ist ein Bauelement vieler Proteine und somit essenziell für viele Stoffwechselabläufe. Es transportiert Elektronen im Energiestoffwechsel, ist am Aminosäurestoffwechsel beteiligt, ist wichtig für den Nukleotidstoffwechsel, der wird für den Bau der DNA benötigt. Eisenverbindungen können sogar Sauerstoffradikale unschädlich machen.

In der Embryonalentwicklung ist Eisen entscheidend für die Entwicklung eines gesunden Gehirns. Sind zu wenig Eisenionen vorhanden, können wichtige Enzyme für die Gehirnreifung nicht gebildet werden. Der Mangel wirkt sich auf die Regulation der Gene aus. Fast 50 Prozent aller Schwangeren weltweit leiden unter Eisenmangel, und das auch in den Industrienationen. Bei jedem zweiten Kind kann sich das Gehirn nicht optimal entwickeln. Fast jeder Schwangeren in Deutschland wird deshalb ein Eisenpräparat verschrieben. Für manche epigenetischen Schalter ist es dann aber schon zu spät, weil die Versorgung mit Eisen zum Zeitpunkt der Empfängnis entscheidet.

Glutathion

Molekül: Glutathion besteht aus den drei Aminosäuren Glutaminsäure, Cystein und Glycin.

Molekularbiologische Bedeutung: Fast jede Zelle kann Glutathion herstellen, die Synthese läuft in zwei Schritten ab. Die Produktion in der Leber ist allerdings besonders wichtig.

Glutathion ist eines der wichtigsten Antioxidantien. Es schützt viele Proteine vor den Angriffen der freien Radikalen. Und zwar so: Freie Radikale sind deshalb so »radikal«, weil sie jedes Elektron aufnehmen, das sie finden können. Stehlen sie nun aber Elektronen von einem wichtigen Protein oder einer Fettsäure in der Membranschicht, zerstören sie dadurch diese für den menschlichen Körper so wichtigen Moleküle, mit verheerenden Konsequenzen: schlimmstenfalls Krebs, Diabetes, Multiple Sklerose.

Reagiert nun aber ein freies Radikal mit Glutathion, bleiben die Körperzellen unberührt. Glutathion beliefert die Radikale in Kooperation mit einem Enzym (Glutathion-Peroxidase). Dieses Hilfeenzym funktioniert allerdings nur, wenn es mit Selen in Verbindung treten kann. Damit die Abwehr funktioniert, brauchen wir also reichlich Aminosäuren *plus Selen!*

Glutathion ist zusätzlich so etwas wie eine Müllabfuhr. Denn Stoffe, die sich mit Glutathion verbinden, werden dadurch wasserlöslich und können über die Niere ausgeschieden werden.

Nicht zuletzt dient Glutathion dem Körper als Cysteinvorrat. Weil ständig neue Proteine gebaut werden müssen, die Strukturproteine für Knochen und Muskulatur, für Haut und Haare sehr viel Cystein benötigen, ist gelegentlich zu wenig freies Cystein im Körper unterwegs. In dieser Situation zerlegt unser Körper Glutathion zurück in seine Bestandteile Glutaminsäure, Cystein und Glycin und nimmt sich, was er braucht.

Histidin

Molekül: Histidin ist eine semiessenzielle Aminosäure, die in der Leber synthetisiert wird. Histidin dient als Vorstufe für die Bildung des Gewebshormons Histamin, das Entzündungsreaktionen reguliert.

Molekularmedizinische Bedeutung: Histidin brauchen wir für den Bau von sauerstoffübertragenden Molekülen, denn Histidin fixiert die Eisenionen im Hämoglobin und im Myoglobin, es stabilisiert die Moleküle, wenn Sauerstoff an sie gebunden ist. Weil also Histidin für die

Funktionalität von Hämoglobin und Myoglobin entscheidend ist, entscheidet dieses Molekül über unsere Leistungsfähigkeit.

Histidin bindet außerdem Metallionen in der Atmungskette. Essenzielle Stoffe wie Kupfer, die Power pur liefern.

Histidin, einige Gramm täglich, kann zum Erlebnis werden. Sie wachen auf. Ahnen, wie ein Adler sich fühlt. Histidin: Gelebte Frohmedizin.

HGH (Wachstumshormon)

Molekül: Bei HGH handelt es sich um eine ganze Gruppe von Proteinen, die das Signal zur Zellerneuerung, zum Zellwachstum übertragen. Gebildet werden sie größtenteils im Hypothalamus, einer der wichtigsten Schaltzentralen des Gehirns.

Molekularmedizinische Bedeutung: HGH wirkt im gesamten Körper. Es gibt unterschiedliche Wachstumshormone, einige wirken speziell auf Muskel-, Knochen- und Knorpelzellen, andere auf Nervenzellen, einige HGHs lassen besonders Hautzellen wachsen oder fördern die Synthese spezieller Zellen des Immunsystems, dann wirken welche auf ein Enzym, das für die Herstellung von roten Blutkörperchen, den Erythrozyten, wichtig ist, andere regen die Erneuerung der Blutgefäße an.

Eines haben sie alle gemeinsam: Sie sorgen dafür, dass Zellen, die sich abnutzen oder verbraucht werden, wie Blut- und Hautzellen, schnell wieder ersetzt werden, sie sorgen für eine ständige Erneuerung des Körpers, halten also gesund und jung.

HGH wird in Anti-Aging-Kliniken eingesetzt und auch als Dopingmittel im Sport. Nicht ganz ohne Nebenwirkungen, denn der Körper unterscheidet nicht zwischen Oberschenkelmuskel, Knie, Kiefer und Nase – und setzt HGH einfach überall ein. So kann es zur Ausbildung sehr kantiger Gesichtszüge kommen.

Es geht auch billiger und ohne Nebenwirkungen. Der Körper stellt gerne HGH in großen Mengen selbst her: Der stärkste Stimulus für die Bildung von HGHs ist das Hormon Ghrelin. Der Körper bildet es, wenn er einige Zeit nichts zu essen bekommt. Eine kleine tägliche Hungereinheit hält jung!

Weiterhin wirken Schilddrüsenhormone fördernd auf die Ausschüttung von HGHs. Viele Schilddrüsenhormone haben Sie aber nur, wenn Sie mit der Aminosäure Tyrosin, mit Jod und Selen gut versorgt sind. An Jod mangelt es oft in Deutschland, an Selen ebenfalls. Der Verzehr von Protein insgesamt, insbesondere der Aminosäure Arginin, stimuliert HGHs ebenfalls, genauso wie ein niedriger Blutzuckerspiegel, körperliche Aktivität, besonders Krafttraining bis zur Schmerzgrenze, und ein gesunder Tiefschlaf. Hemmend wirkt ein längerfristiger erhöhter Cortisolspiegel, also Stress.

Insulin

Molekül: Insulin
Das Hormon Insulin wird in den Langerhansschen Zellen der Bauchspeicheldrüse synthetisiert.
Molekularmedizinische Bedeutung: Wenn wir Kohlenhydrate essen, bleiben wir dick. Warum das so ist, erklärt uns ein kleiner Einblick in die wunderbare Wirkungswelt eines entscheidenden Moleküls in unserem Stoffwechsel: Insulin.

Beobachten wir Schritt für Schritt, was Insulin im Kohlenhydratstoffwechsel tut. Und wie Insulin auf den Fettstoffwechsel wirkt. Jedes Mal dürfen wir über vier entscheidende Wirkungsweisen staunen.
So wirkt Insulin auf den Kohlenhydratstoffwechsel:

1. Verbindet sich Insulin mit einem Rezeptor an der Oberfläche von Muskel- und Fettzellen, löst es im Zellinneren einen speziellen Mechanismus aus: Dann werden GLUT4-Moleküle aktiv, das sind Glukosetransportproteine. Ohne Insulin warten diese Transporter gut verpackt in Vesikeln, die wir uns vorstellen können wie kleine Raumkapseln im Zellinneren. Dort tun sie gar nichts. Sobald aber Insulin auftaucht, wandern die Kapseln zur Zellmembran. Sie lösen sich dort auf und hinterlassen die Transportproteine, die sich daraufhin in die Zellmembran einbauen und Glukose aus dem Blut in das Zellinnere holen. Fällt der Insulinspiegel, werden die Glukosetransportproteine recycelt, aus der Zellmembran ausgebaut und zurückgeschickt in die Flüssigkeit im Zellinneren.

Erstes Fazit: Insulin sorgt für den Transport von Glukose aus der Blutbahn in die Muskel- und Fettzellen.

2. Insulin erhöht die Glykolyse in Muskel- und Fettzellen. Und Glykolyse bedeutet den schrittweisen Abbau von Einfachzuckern. Glukose ist so ein Einfachzucker. Bei seiner Verarbeitung in der Zelle entsteht Energie in Form von ATP. Insulin ist für diesen Vorgang essenziell, denn es stimuliert zwei der wesentlichen Enzyme für diese Stoffwechselabläufe. Neben den Energiemolekülen entsteht auch Pyruvat. Das wird bei Sauerstoffmangel weiterverarbeitet zu Laktat. Und wenn Sauerstoff da ist, wird es zu Acetyl-CoA, das die Kraftwerke der Zellen zu noch mehr Energie verarbeiten. Insulin sorgt dafür, dass die Glykolyse auf Hochtouren läuft. Was heißt: Solange die Zelle mit der Glykolyse beschäftigt ist, verbrennt sie kein Fett! Die Erzeugung von Energie aus Fettsäuren oder Proteinen hat dann keine Chance.

   Zweites Fazit: Insulin sorgt dafür, dass die Energie vorrangig aus Kohlenhydraten hergestellt wird.

3. Insulin schaltet Enzyme an, die Glukose in Glykogen umbauen. In dieser Form können Kohlenhydratmoleküle gespeichert werden. Wenn also Glukose im Blut vorhanden ist, bringt Insulin die Leber- und Muskelzellen dazu, so viel wie möglich davon umzuwandeln und zu speichern. In der Steinzeit war das sinnvoll: Da gab es im Winter ein paar Wochen nichts zu essen. Weil bei uns die Supermärkte auch im Winter geöffnet sind, schleppen die meisten Menschen randvolle Glykogenspeicher mit sich herum: in der Leber 150 Gramm und in ihren Muskeln 300 Gramm!

   Drittes Fazit: Insulin wandelt den Einfachzucker Glukose in den Vielfachzucker Glykogen um, der dann in Leber und Muskelzellen gespeichert wird.

4. Solange Insulin im Körper aktiv ist, wird das gespeicherte Glykogen nicht angetastet. Das wird erst in Energie verwandelt, wenn der Insulinspiegel fällt. Zu dieser Verwandlung tragen Enzyme bei, die zum Arbeiten unbedingt Glukagon brauchen, ein Peptidhormon. Dieses Hormon wiederum kann erst bei einem niedrigen Insulinspiegel ausgeschüttet werden.

Viertes Fazit: Mit Insulin in der Blutbahn bleiben gespeicherte Kohlenhydrate unberührt. Die Glykogenspeicher leeren sich nicht, das Hüftgold bleibt haften.

Und so wirkt Insulin auf den Fettstoffwechsel:

1. Sind die Glykogenspeicher der Leber voll, wird die weitere Herstellung von Glykogen unterdrückt. Die Leberzellen schalten dann auf die Synthese von Fettsäuren um und schicken diese Fettsäuren in die Blutbahn mit dem Zielbahnhof Bauchspeck. Weil bei gewöhnlicher Kohlenhydratkost der Blutzuckerspiegel selbst zu Zeiten der Fettsynthese hoch bleibt, wandern mit den Fettsäuren auch Insulin und Glukose in die Bauchspeckzellen. Jetzt wird's gefährlich: Denn hier kommt Insulin in Kontakt mit der DNA, mischt sich als Genschalter in den Stoffwechsel ein und kurbelt die Produktion von vier speziellen Enzymen an. Die wiederum bauen Glukose in Glycerin um und lassen diese mit Fettsäuren reagieren. Was entsteht, ist das Speicherfett Triacylglycerin, kurz TAG. TAGs sind leichter als Glukosemoleküle, sie nehmen auch weniger Platz ein, somit sind sie die idealen Energiespeichermoleküle für den Steini, der den nächsten Winter irgendwie überleben muss. Und eine Plage für uns Wohlstandspatienten heute. TAGs werden wir nur schwer wieder los.
   Erstes Fazit: Insulin schaltet eine Reihe von Enzymen an, die Kohlenhydrate in Fette umwandeln.
2. TAGs sitzen auch in der Butter, auch in Käse, Wurst und Fleisch. Unsere Zellen können nicht unterscheiden, welche Moleküle von unserem Körper selbst hergestellt wurden und welche wir gegessen haben. Ganz gleich, woher die TAGs kommen: Insulin bringt die Zellen dazu, TAGs einzubauen. Im Umkehrschluss heißt das: Ist nur wenig Insulin unterwegs, nehmen die Fettspeicherzellen die im Blut vorhandenen TAGs eben nicht auf. Butter, Käse und Wurst machen deshalb nur dann dick, wenn sie gemeinsam mit der Scheibe Brot gegessen werden. Ohne Brot, ohne den daraus resultierenden Anstieg des Blutzuckerspiegels und des Insulinspiegels wird kein Fett eingelagert.
   Zweites Fazit: Nur das gemeinsam mit Kohlenhydraten verzehrte Fett wird im Bauchspeck eingelagert.

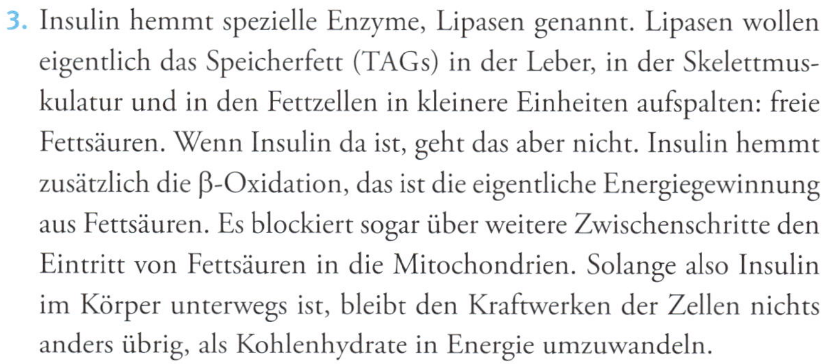

3. Insulin hemmt spezielle Enzyme, Lipasen genannt. Lipasen wollen eigentlich das Speicherfett (TAGs) in der Leber, in der Skelettmuskulatur und in den Fettzellen in kleinere Einheiten aufspalten: freie Fettsäuren. Wenn Insulin da ist, geht das aber nicht. Insulin hemmt zusätzlich die β-Oxidation, das ist die eigentliche Energiegewinnung aus Fettsäuren. Es blockiert sogar über weitere Zwischenschritte den Eintritt von Fettsäuren in die Mitochondrien. Solange also Insulin im Körper unterwegs ist, bleibt den Kraftwerken der Zellen nichts anders übrig, als Kohlenhydrate in Energie umzuwandeln.
   Drittes Fazit: Insulin schaltet an mehreren Stellschrauben die Energieherstellung aus Fetten aus.
4. Mit Erhöhung des Insulinspiegels steigt die Produktion von VLDL (very low density lipoprotein)-Partikeln in der Leber. Sie enthalten TAGs und einen hohen Cholesterinanteil. Aus der Leber entlassen, bleiben sie nur rund 20 Minuten in dieser Form bestehen, dann werden sie größtenteils zu LDL-Cholesterin abgebaut. Das genau ist der Knackpunkt! Insulin macht schlechtes Cholesterin – und nicht das Schwein. Und nicht das Ei. Insulin steckt dahinter, ausgeschüttet nach Kohlenhydraten, nach Zucker. Ganz schlecht: Erhöhte LDL-Werte stehen mit einem erhöhten Risiko für Herz-Kreislauf-Erkrankungen in Verbindung.
   Viertes Fazit: Kohlenhydrate sind die Verursacher für das schädliche Cholesterin. Tierische Fette und Cholesterin aus Hühnereiern sind unschuldig. (*Trends Cardiovasc Med. 2001;11(5):170-6 und Diabetes Res Clin Pract. 2011;93 Suppl 1:52-9*)

Isoleucin, Leucin und Valin (BCAA)

Molekül: Alle drei Moleküle gehören zu den verzweigtkettigen Aminosäuren (BCAA= Branched-Chain Amino Acids). In einem gut trainierten Muskel befinden sich besonders viele wertvolle Moleküle der BCAA-Gruppe. Durch die spezielle Anordnung der Atome sind diese besonders gut für die Bildung der Sekundärstruktur der Proteine geeignet. Proteine sind nämlich nicht nur einfach lange Fäden aufgereihter

Aminosäuren; die Fäden werden in ganz bestimmter Weise geknickt, aufgewickelt, gefaltet, ineinanderverschlungen und bilden Brücken aus. **Molekularmedizinische Bedeutung:** BCAAs sind wichtig für die Energieproduktion der Muskulatur, die Aminosäuren vermehren die Anzahl der Kraftwerke in den Muskelzellen: BCAAs geben Kraft und machen schnell! Die Aminosäure ist Baustein vieler Proteine, zusätzlich reguliert sie den Eiweißstoffwechsel. BCAAs sind also Baustoff und Bauarbeiter zugleich.

BCAAs stimulieren eine ganze Enzymklasse, die sogenannten Sirtuine. Wichtig, weil sie bestimmte Gene und Proteine stumm schalten können: Gene für Krebs oder Diabetes zum Beispiel, auch Gene für neurogenerative Erkrankungen (z. B. Verblödung). Und ohne solche Krankheiten lebt man natürlich länger. Eine Hauptwirkung der BCAA.

Die drei BCAAs verstärken außerdem unser Abwehrsystem gegen freie Radikale. Wirken also antioxidativ. Schützen unsere Zellen vor dem Untergang. Wieder so ein Grund, weshalb BCAAs das Leben verlängern.

Als Nahrungsergänzung werden zwischen einem und 10 Gramm BCAAs pro Tag empfohlen. Beim Testen der richtigen Dosis bitte aufpassen: Weil nur eine bestimmte Gesamtmenge an Aminosäuren ins Gehirn gelangt, können BCAAs den Transport von Tryptophan und Tyrosin behindern. Diese Stoffe werden aber gebraucht, um Serotonin und Dopamin zu synthetisieren. Sinkt die Stimmung, heißt das runter mit BCAAs und rauf mit Tryptophan und Tyrosin. Für Sportler gilt: Je mehr BCAAs, desto mehr Tempo, Kraft und Ausdauer.

Kreatin

Molekül: Kreatin ist ein recht komplexes Molekül, das der Körper selbst bauen kann. Um ausreichend versorgt zu sein, ist eine Aufnahme über die Nahrung empfehlenswert. Kreatin wird in der Leber, Niere und Bauchspeicheldrüse aus den Aminosäuren Arginin, Glycin und Methionin gebaut. Über das Blut gelangt es zu den Zielorganen, vor allem zu der Skelett- und Herzmuskulatur und zu den Nervenzellen.

Molekularmedizinische Bedeutung: Kreatin wird für die Kontraktion der Skelett- und Herzmuskeln gebraucht, und zwar in Form von Kreatinphosphat. Dieses Molekül ist ein direkter Energiespender, denn es gibt seine Phosphorylgruppe an das Energiemolekül ADP ab, dieses wird dann wieder zu ATP. Für jede kleinste Muskelbewegung wird die Energie aus ATP benötigt. Dank Kreatinphosphat wird es danach wieder recycelt. Der Oberschenkelmuskel kann somit kraftvoll in die Pedale treten, das Herz Blut in die feinsten Kapillaren des Körpers pumpen. Daher hilft Kreatin bei Herzproblemen, wird bei Herzinsuffizienz oder nach einem Herzinfarkt verabreicht.

Ca. 120 bis 150 Gramm Kreatin sind im Körper eines Erwachsenen gespeichert. Zwischen zwei und drei Gramm werden täglich über die Niere ausgeschieden. Diese Menge muss ersetzt werden. Die eine Hälfte baut der Körper ungefähr selbst wieder auf, vorausgesetzt er hat genügend Arginin, Glycin und Methionin zur Verfügung. Der andere Teil muss über kreatinhaltige Nahrungsmittel kommen. Das sind vor allem Fleisch und Fisch.

Kreatin als Nahrungsergänzungsmittel ist vor allem im Leistungssport sehr beliebt. Es führt zur Vergrößerung der Muskelmasse, steigert die Kraft und verbessert die Leistung – natürlich nur, wenn der Muskel auch trainiert wird. Für Sportler wird eine Einnahme von drei Gramm Kreatin pro Tag empfohlen.

Kalium

Atom: K
Molekularmedizinische Bedeutung: Reguliert gemeinsam mit Natrium den Wasserhaushalt und den osmotischen Druck im Körper. Kalium ist wichtig für das Säure-Basen-Gleichgewicht und an der Nervenreizübertragung beteiligt. Außerdem ist Kalium bei der Regulation vieler zellulärer Enzymsysteme aktiv.

Kalium (Gemüse) wurde von unseren Vorfahren in sehr viel höherer Dosis verzehrt. Senkt wirksam den Blutdruck. Verhindert Herzrhythmusstörungen, hilft bei »schlappen Beinen«.

Kalzium

Atom: Ca
Molekularmedizinische Bedeutung: Kalzium ist wichtig für die Blutgerinnung und essenziell für die Funktion von Skelett- und Herzmuskulatur – im Gleichgewicht mit Magnesium. Das Strukturelement der Knochen ist außerdem an der Reizübertragung in den Nervenzellen beteiligt.

Kalzium ist ein typisches Stresssalz. Ein Mangel macht nervös und reizbar. Sinkt rasch durch »aufgeregte Atmung« (Hyperventilation). Deshalb: Aaaausatmen.

Kobalt

Atom: Co
Molekularmedizinische Bedeutung: Wirkt als Genschalter und erhöht die Bildung roter Blutkörperchen!

Kupfer

Atom: Cu
Molekularmedizinische Bedeutung: Kupfer erleichtert die Resorption und Mobilisation von Eisen, ist an der Immunantwort beteiligt und notwendig für die Einlagerung von Pigmenten in Haut, Haaren und Augen. Es beeinflusst außerdem die Elastizität von Knochen, Bändern, Knorpeln und Blutgefäßen und hilft dabei, die schützende, die Nervenzellen umhüllende Fettschicht (Myelinscheide) zu bilden.

Linolensäure (Omega 3; Omega 6)

Molekül: Es gibt zwei wichtige Linolensäuren. Die α-Linolensäure ist eine Omega-3-Fettsäure, und die γ-Linolensäure ist eine Omega-6-Fettsäure. Sie haben die gleiche Summenformel, daher auch der gleiche Name. Nur eine Doppelbindung zwischen zwei Kohlenstoffatomen (C) befindet an einer anderen Stelle. Schon verhält sich das Molekül anders, schon erfüllt es andere Aufgaben im menschlichen Körper.

Molekularmedizinische Bedeutung: α-Linolensäure ist eine essenzielle Omega-3-Fettsäure. Aus ihr kann der Körper die vielfach benötigten Omega-3-Fettsäuren Docosahexaensäure (DHA) und Eicosapentaensäure (EPA) herstellen. Der Umwandlungsprozess ist von einem Enzym abhängig. Selbst wenn der Prozess gut funktioniert, können wir nur kleine Mengen in die Omega-3-Fettsäuren verwandeln, die wirklich benötigt werden. Bei einem Mangel an Vitamin B_6 oder Magnesium funktionieren die Abläufe nicht.

Was viele nicht wissen: Omega-3-reiche Öle wie Leinöl, Chiaöl, Hanföl oder Walnussöl haben nicht den gleichen positiven Effekt wie Fischöl. Der Grund ist, dass der Körper aus diesen Ölen nur minimal DHA und EPA herstellen kann. Die Folge: Die Blutfettwerte (Triglyceride) steigen, der Blutdruck sinkt nicht. EPA und DHA aus Fischölkapsel lassen hingegen die Fettwerte und den Blutdruck sinken.

Ebenfalls wenig bekannt: Omega 6 wirkt prinzipiell ungünstig auf unsere Gesundheit, es gibt allerdings doch eine »gute« Omega-6-Fettsäure. Es ist die γ-Linolensäure. Sie wirkt entzündungshemmend, zudem hat sie eine Antihistaminwirkung. Die Einnahme von γ-Linolensäure kann bei Ekzemen, Allergien und Arthritis heilend wirken. Sie wirkt auch positiv auf die Nervenreizleitung.

Lithium

Atom: Li

Molekularmedizinische Bedeutung: Lithium ist beteiligt an der Weiterleitung von Signalen im Gehirn. Es hemmt die Freisetzung von Dopamin, Noradrenalin und Adrenalin und vermehrt die Synthese von Serotonin. Deshalb ist es ein wirksames Mittel gegen Depressionen.

Die genaue Messung im Labor ist schwierig. Deshalb behelfen wir uns praktisch mit lithiumhaltigen Mineralwässern wie zum Beispiel Heppinger oder Fachinger.

Lysin

Molekül: Lysin ist eine essenzielle Aminosäure, heißt, muss gegessen werden, und zwar in ausreichender Menge. Ein Mangel kann das Immunsystem schwächen sowie zu Wachstumsstörungen führen.
Molekularmedizinische Bedeutung: Lysin verschafft Blutgefäßen auf der Innenseite eine Art Teflonschicht. An welcher das gefährliche LDL-Cholesterin einfach abgleitet – am besten zu nehmen in Kombination mit Vitamin C. Es hat antivirale Wirkung, ist wichtig für die Immunfunktionen und stimuliert das Wachstumshormon HGH. Interessant: Lysin verhindert Herpes, also die lästigen Lippenbläschen, die bei Sonnenbestrahlung immer wieder aufblühen. Diese wiederholte Herpesvirusinfektion lässt sich unterbinden mit Lysin! Außerdem ist Lysin Bestandteil des Kollagens, wird also für das Zellskelett benötigt.

Lysin ist vor allem in Fleisch und Fisch enthalten. Auch Parmesan und Sojabohnen sind relativ reich an Lysin. Wer täglich 100 Gramm Eiweiß zu sich nimmt, kommt automatisch auf etwa zehn Gramm Lysin.

Carnitin besteht zur Hälfte aus Lysin und spielt eine wichtige Rolle im Energiestoffwechsel der Fettsäuren. Es ist deshalb Unfug, zusätzlich zum Beispiel eine Carnitintablette mit der Minimenge von 250 Milligramm (!) täglich einzunehmen. Bei 10 Gramm Grundversorgung, was sollen da zusätzliche 250 Milligramm bewirken? Na ja: nix!

Magnesium

Atom: Mg
Molekularmedizinische Bedeutung: Magnesium ist an allen Stoffwechselreaktionen beteiligt, bei denen Energie verbraucht wird. Es bildet mit ATP (dem Energiemolekül) einen stabilen Komplex für dessen Speicherung. Im Gleichgewicht mit Kalzium ist es bedeutsam für die Funktion von Skelett- und Herzmuskulatur. Magnesium ist außerdem am Aufbau von Knochen und Zähnen beteiligt und ein sehr wichtiger Cofaktor für die Regulation der Natrium-Kalium-Pumpe zur Weiterleitung von Nervenimpulsen. Nicht zuletzt ist Magnesium ein wesent-

licher Faktor bei der Regulation der Muskelkontraktion und -entspannung – es ist das Salz der inneren Ruhe.

Das Salz der inneren Ruhe. Hilft also abends beim Einschlafen. Entspannt die glatte Muskulatur (verhindert also Herzrhythmusstörungen), steigert daher auch die Durchblutung in Händen und Füßen (kalte Hände), reguliert zuverlässig den Stuhlgang.

Wirksam gegen Migräne und Tinnitus (im Blut über 1,0 mmol/l).

Mangan

Atom: Mn
Molekularmedizinische Bedeutung: Mangan hat eine antioxidative Wirkung. Es ist an der Blutgerinnung beteiligt und am Energiestoffwechsel. Es wird außerdem für die Bildung von Cholesterin zur Herstellung der Sexualhormone benötigt und schaltet die Enzyme für den Abbau von Histamin an. Mangan mobilisiert auch die Aktivität von Neurotransmittern.

Methionin

Molekül: Methionin ist die einzige essenzielle Aminosäure, die ein Schwefelatom (S) enthält. Der Körper kann zwar das Abbauprodukt wieder zu Methionin recyceln, ist aber auf eine ständige Zufuhr angewiesen.
Molekularmedizinische Bedeutung: Methionin ist ein ganz zentrales Bauelement. Jede aneinandergereihte Kette von Aminosäuren startet mit Methionin, das gibt die DNA so vor. Methionin wird für viele wichtige Moleküle gebraucht wie Kreatin, Adrenalin, Serotonin und andere Neurotransmitter, für Carnitin, die Nukleinsäuren für die DNA, das Hormon Histidin und andere Hormone, für Glutathion und Taurin. Aus Methionin wird die nichtessenzielle schwefelhaltige Aminosäure Cystein gebildet, die wird wiederum als Baumaterial für viele Proteine genutzt. Allerdings ist nicht Methionin direkt im Körper wirksam, sondern eine spezielle Form der Aminosäure: S-Adenosylmethionin.

Unter Mithilfe von Vitamin C, Magnesium und der Aminosäure Methionin wird Phenylalanin in fünf metabolischen Schritten zu Noradrenalin und Adrenalin umgewandelt, sofern diese beiden Aminosäuren ausreichend zur Verfügung stehen. Das Noradrenalin wiederum zündet beim Jogging die Freisetzung des Hormons ACTH aus der Hirnanhangsdrüse. Dieses Hormon kann Zellmembrane wieder fit und jung machen. Darüber hinaus macht es wach und konzentriert. Das ist Frohmedizin. Hier geht's nicht um banale Gesundheit, hier geht es um Wohlbefinden, um Leistung. Höchstleistung.

Seit den neuesten Erkenntnissen in der Epigenetik erhält Methionin noch einmal eine ganz andere Bedeutung. Denn Methionin ist einer der wichtigsten Lieferanten von Methylgruppen. Das sind unsere Genschalter! Methionin ist essenziell bei der Heilung von innen, beim *Switch* Ihrer Gene auf gesund.

Wichtig zu wissen: Methionin wird zu Homocystein abgebaut, das Herz-Kreislauf-Probleme verursachen kann, wenn es nicht vom Enzym Methionin-Synthase gleich wieder in Methionin zurückverwandelt wird. Das funktioniert nur, wenn genügend Vitamin B_{12} und Folsäure, zusätzlich Vitamin B_2 und B_6 vorhanden sind. Also: Substituieren!

Da Methionin in den Stoffwechselabläufen so zentral ist, wurde seine synthetische Herstellung nach dem Zweiten Weltkrieg zur Behandlung des Eiweißmangels der Kriegsheimkehrer genutzt. Ein gesunder Mensch braucht bei einer Ernährung, die arm an Cystein ist, ca. 19 Milligramm pro Kilogramm Körpergewicht. Für einen 70 Kilogramm schweren Menschen ist das mit ca. 200 Gramm Lachs, ca. 200 Gramm Schweinefilet oder mit drei bis vier Eiern abgedeckt.

Molybdän

Atom: Mo

Molekularmedizinische Bedeutung: Molybdän wirkt antioxidativ. Es ist essenziell für einen optimalen Eisentransport und einen gesunden Eisenvorrat. Außerdem ist es verantwortlich für den Abbau schwefelhaltiger Verbindungen (z. B. Homocystein) und von toxischen Sulfiten.

Natrium

Atom: Na
Molekularmedizinische Bedeutung: Natrium ist bei der Übertragung von Nervenimpulsen aktiv. Es ist beteiligt an der Resorption und dem Transport von Nährstoffen und reguliert das Säure-Basen-Gleichgewicht des Körpers. Außerdem reguliert Natrium gemeinsam mit Kalium den Wasserhaushalt und den osmotischen Druck im Körper.

Natriummangel (Kochsalz) ist häufiger Grund für Kreislaufbeschwerden bei schlanken Menschen mit niedrigem Blutdruck. Deshalb sollten besonders Sportler genügend Kochsalz zu sich nehmen.

Nickel

Atom: Ni
Molekularmedizinische Bedeutung: Nickel ist wahrscheinlich an der Eisenverwertung beteiligt und aktiviert möglicherweise auch Enzyme für den Aminosäurestoffwechsel. Sicher weiß man, dass Nickel für die Funktionalität der Darmbakterien wichtig ist.

Phenylalanin

Molekül: Phenylalanin ist eine essenzielle Aminosäure. Sie wird als Bausteine für die Neurotransmitter Dopamin, Noradrenalin und Adrenalin, die Schilddrüsenhormone und für das Hautpigment Melanin gebraucht. Damit aus Phenylalanin Dopamin und später Adrenalin werden kann, wird es als Erstes in der Leber in Tyrosin umgewandelt.
Molekularmedizinische Bedeutung: Als Vorläufersubstanz für Dopamin beeinflusst Phenylalanin das Hungergefühl und den Appetit: ist genügend Phenylalanin vorhanden, fühlen wir uns satt.

Fehlt Phenylalanin, ist die Stimmung im Keller, wir fühlen uns kraftlos, leicht reizbar, und der natürliche Sonnenschutz der Haut funktioniert nicht gut.

Phenylalanin verlangsamt den Abbau einer Gruppe von Substanzen, die schmerzlindernde opiatähnliche Eigenschaften hat (Enkephaline). Ist viel Phenylalanin vorhanden, sorgen diese Substanzen lange für ein gutes Gefühl und wenig Schmerzen. Ist nur noch wenig Phenylalanin vorhanden, dann tut alles weh. Daher wird Phenylalanin auch manchmal bei der Behandlung von chronischen Schmerzen verwendet. Der Mechanismus läuft jedoch sehr langsam.

Da Phenylalanin und Tyrosin so eng miteinander verbunden sind, sollten sie nicht gemeinsam eingenommen werden. Wer es mit diesen Vitalstoffen übertreibt, kann in eine Art Hyperaktivitätsmodus kommen. Bei richtiger Dosierung lässt sich genau das erreichen, was sich Sportler vor jedem Wettkampf wünschen: ein gesunder Spannungszustand ohne nervöse Überspanntheit.

Phosphor

Atom: P
Molekularmedizinische Bedeutung: Phosphor ist ein wichtiger Baustoff für Knochen und Zähne. Ohne Phosphor würde unser Energiehaushalt nicht funktionieren, denn das Atom ist ein wichtiger Bestandteil der Energiemoleküle ATP. Außerdem ist Phosphor in der DNA verbaut und in den Zellmembranen. Es beeinflusst die Wirkung einiger Hormone und reguliert das Säure-Basen-Gleichgewicht des Blutes.

Prolin

Molekül: Eine nichtessenzielle Aminosäure. Hauptbestandteil für Kollagen, das der Körper braucht, um neuen Knorpel zu bilden oder neues Bandscheibengewebe.
Molekularmedizinische Bedeutung: Prolin wird für die Bildung von Collagen benötigt, denn es beeinflusst die dreidimensionale Faltung der Proteine. Außerdem puffert es Ionen ab und führt damit zu einem pH-Wert innerhalb der Zellen, bei dem Enzyme gut arbeiten können.

Prolin empfiehlt sich bei einer Reizung der Achillessehnen. Wer mit chronisch gereizten Achillessehnen zu tun hat, kann täglich drei Gramm Prolin zusätzlich zu den drei bis vier Eiweißshakes testen. Acht Wochen lang.

Quercetin

Molekül: Quercetin ist ein gelber Pflanzenfarbstoff mit Anti-Krebs-Wirkung. Daneben gibt es noch die Flavanole, die sind für die rote, blaue oder violette Färbung zuständig.
Molekularmedizinische Bedeutung: Die Farbstoffe und weitere Substanzen wie die Kaffeesäure sind in den höchsten Konzentrationen in den Randschichten der Früchte zu finden oder in den äußeren Blättern einer Pflanze. Je nachdem, wo und wie eine Pflanze wächst, kann der Gehalt stark variieren. Tomaten aus ökologischem Anbau enthalten 79 Prozent mehr Quercetin als Tomaten aus konventionellem Anbau. Besonders reich an Quercetin sind Kapern, Zwiebeln, Äpfel, Kohlgewächse und das Küchenkraut Liebstöckel (Maggikraut).

Beim Menschen wirkt Quercetin gegen Krebs, es hindert Tumorzellen am Wachstum und schaltet das vor Tumoren schützende Selbstzerstörungsprogramm (Apoptose) in entarteten Zellen an. Weiterhin hat es eine antioxidative Wirkung, kann freie Radikale unschädlich machen. Wahrscheinlich kann es auch krebsfördernde Substanzen abbauen und zu deren Ausscheidung beitragen. Auch eine entzündungshemmende Aktivität wird dem gelben Farbstoff nachgesagt, das hängt wahrscheinlich mit seiner Wirkung als Radikalfänger zusammen.

Selen

Atom: Se
Molekularmedizinische Bedeutung: Selen stimuliert die Antikörperproduktion. Die antioxidative Wirkung ist so stark, dass es helfen kann, Krebs zu vermeiden. Selen ist essenziell für die Aktivierung der Schilddrüsenhormone.

Threonin

Molekül: Threonin ist eine essenzielle Aminosäure mit dem Namen α-Amino-β-hydroxybuttersäure. Das für sie typische Strukturmerkmal ist eine an die Kohlenwasserstoffkette angeschlossene Hydroxylgruppe, das heißt eines Sauerstoff- und eines Wasserstoffatoms.
Molekularmedizinische Bedeutung: Threonin ist wichtiger Bestandteil vieler Proteine, wo seine OH-Gruppe häufig der Veresterung mit einer Phosphatgruppe dient. Daneben spielt Threonin eine Rolle im Methioninstoffwechsel. Es ist an den Entgiftungsreaktionen in der Leber beteiligt, beeinflusst die Aktivität des Immunsystems und wirkt als Neurotransmitter.

Typisch bei Stress – und dazu gehören aus molekularmedizinischer Sicht auch Krankheiten und Schmerzen – ist ein vermehrtes Auftreten von freien Radikalen. Bei seiner Abwehr verbraucht der Körper viel Threonin. Der Threoninspiegel stürzt ab und begrenzt die Höhe des im Blut verfügbaren Gesamteiweißes. Dieses Phänomen nennt sich »limitierender Faktor«. Deshalb: Messen!

Aus Threonin kann sich unser Körper das Abbauprodukt Glycin herstellen. Das wiederum ist ein Grundstrukturelement von Kreatin, Purin und Glutathion. Ferner wird es zu Entgiftungsreaktionen verwendet und dabei zur Erhöhung der Wasserlöslichkeit in wasserabweisende Moleküle eingebaut.

Der menschliche Organismus ist nicht in der Lage, seinen Threoninbedarf selbst zu decken, und muss Threonin daher über die Nahrung aufnehmen. Die erforderliche Tagesdosis beträgt etwa ein bis zwei Gramm, in Einzelfall kann die Dosis sehr viel höher liegen.

Tryptophan

Molekül: Tryptophan ist eine essenzielle Aminosäure mit dem chemischen Namen L(-)-α-Amino-β-indolyl-(3)-propionsäure. Es ist eine Vorstufensubstanz des Neurotransmitters Serotonin und des Hormons Melatonin.

Molekularmedizinische Bedeutung: Als Vorstufe von Serotonin und Melatonin hat Tryptophan einen entscheidenden Einfluss auf unseren Schlaf-Wach-Rhythmus und unseren Gefühlshaushalt. Tryptophan ist außerdem ein wichtiger Baustein vieler weiterer Proteine im Körper.

Der menschliche Organismus kann Tryptophan nicht selbst herstellen und muss die essenzielle Aminosäure über die Nahrung aufnehmen. Die erforderliche Tagesdosis beträgt etwa 250 Milligramm. Bei Schlafstörungen: 0,5 bis 5 Gramm am Abend. Die Umwandlung von Tryptophan in das Schlafhormon Melatonin kann allerdings nur bei einer ausreichenden Versorgung mit Vitamin B_3, B_6, B_{12}, Betain, Folsäure und Magnesium erfolgen.

Vitamin A (z. B. β-Carotin)

Molekül: Als Vitamin A wird eine Gruppe mehrerer chemischer Verbindungen bezeichnet. Zum Beispiel β-Carotin.
Molekularmedizinische Bedeutung: Am bekanntesten ist die essenzielle Rolle des Vitamins A für Pigmentmoleküle der Netzhaut für die Umformung von Licht in Nervenimpulse. Vitamin A hilft außerdem beim Aufbau der Haut und des Gewebes des Atem-, Verdauungs-, Harn- und Genitaltraktes. Es ist beteiligt am Aufbau roter Blutkörperchen und unterstützt die Proteinsynthese und den Fettstoffwechsel. Weil Vitamin A auch an der Synthese von Testosteron und Östrogen beteiligt ist, steht es in direktem Zusammenhang mit unserer Leistungsfähigkeit. Wir brauchen Vitamin A dringend. In reiner Form liefern es nur tierische Produkte. Besonders reich sind Leber und Seefisch. Als Vorstufe, als Beta-Carotin, findet man es in grünen, gelben und roten Gemüse- und Obstsorten.

Vitamin A zählt zu den wenigen Vitalstoffen, die bei Überdosierung gefährlich werden können. In der Schwangerschaft kann es zur Missbildung des Fötus kommen, ansonsten zu Schmerzen, Müdigkeit und Muskelsteifheit. Also: Aufpassen. Meine Empfehlung liegt bei 3000 IE oder sechs bis zehn Milligramm Carotinoide.

Vitamin B_1 (Thiamin)

Molekül: Es gibt vier unterschiedliche Formen des Vitamins B_1 in unserem Körper. Sie alle sind an Stoffwechselabläufen und an Nervenfunktionen beteiligt und werden bei Alkoholkonsum rapide verbraucht.
Molekularmedizinische Bedeutung: Weil das Gehirn dieses Vitamin am meisten braucht, hält der Körper B_1 dort fest – auch wenn woanders schon Mangel herrscht. Das ist der molekularmedizinische Grund dafür, dass wir nach starkem Alkoholkonsum torkeln. Vitamin B_1 ist beteiligt an der Gedächtnisleistung, an Lernfähigkeit und Konzentration. Es hilft bei der Erzeugung von Neurotransmittern wie Serotonin und Adrenalin. Und es ist für die Übermittlung von Nervenimpulsen zuständig. Als wichtiges Coenzym ist Vitamin B_1 auch im Energiestoffwechsel aktiv und an der Proteinsynthese beteiligt, vor allem bei der Entstehung von Kollagen.

Weil Vitamin B_1 im Körper nur in kleinen Mengen und nur für kurze Zeit gespeichert werden kann, brauchen wir permanent Nachschub. Meine Empfehlung liegt bei 10 bis 40 Milligramm täglich.

Vitamin B_2 (Riboflavin)

Molekül: Durch seine Molekülstruktur ist Riboflavin einer der wichtigsten Transporter für Wasserstoff und Elektronen in unserem Körper. Es spielt eine zentrale Rolle im Citratzyklus – also in dem Stoffwechselvorgang, mit dem wir Energie erzeugen – und arbeitet so eng mit anderen B-Vitaminen zusammen, dass ein Mangel nur schwer messbar ist.
Molekularmedizinische Bedeutung: Freies Riboflavin ist eines der stärksten Antioxidantien, die wir kennen. Weil die Energieproduktion in den Mitochondrien direkt von Riboflavin abhängig ist, kann ein Mangel an Vitamin B_2 eine Bremse beim Abnehmen sein: Fettverbrennung ist ohne B_2 nicht möglich! Zusammen mit Folsäure ist Vitamin B_2 in vielen Nahrungsmitteln enthalten, allerdings ist es wegen seiner Lichtempfindlichkeit und seiner Wasserlöslichkeit ein recht flüchtiger Vitalstoff. Meine Empfehlung: 10 bis 40 Milligramm täglich.

Vitamin B_3 (Niacin)

Molekül: Niacin ist eigentlich kein Vitamin, weil es der Körper aus Tryptophan selbst herstellen kann, wenn genug Folsäure, Vitamin B_2 und B_6 vorhanden sind. Bei Tryptophanmangel nimmt sich der Körper Niacin, um daraus Tryptophan doch noch zu produzieren.

In der Zeit, in der nach und nach die heute alle bekannten Vitamine entdeckt wurden, hatte man Niacin wegen seiner Anti-Pellagra-Wirkung den Vitaminen zugeschlagen und dies nachher nicht mehr revidiert.

Molekularmedizinische Bedeutung: Ohne Niacin läuft im Körper gar nichts: Mehr als 200 enzymatische Reaktionen im Körper sind auf dieses Vitamin angewiesen. In der Leber wird dieser Vitalstoff in NAD (Nicotinamid-Adenin-Dinukleotid) und NADP (Nicotinsäureamid-Adenin-Dinukleotid-Phosphat) verwandelt – und diese beiden Stoffe sind essenziell im ersten Schritt des Citratzyklus. Also ist Vitamin B_3 eine wichtige Zutat für unseren körpereigenen »Verbrennungsmotor«.

Vitamin B_3 ist auch an der Produktion von Fresszellen beteiligt, die Bakterien vernichten. Es trägt zur Regulation des Blutzuckers bei, es senkt den LDL-Cholesterin- und erhöht HDL-Cholesterin-Spiegel. Weil Niacin am Stoffwechsel rund um Tryptophan, Serotonin und Melatonin beteiligt ist, führt ein Mangel zu schlechter Laune und Schlafstörungen. Wichtig ist Niacin auch für die Synthese von Histonen, die wiederum die Aktivität der Gene regulieren. Nicht zuletzt sorgt Vitamin B_3 für gesunde Haut und für ein gesundes Muskel-, Nerven- und Verdauungssystem. Zu viel Alkohol oder die Einnahme bestimmter Medikamente wie Zytostatika, die als Chemotherapeutikum eingesetzt werden, Psychopharmaka oder Tuberkulostatika können zu einem Mangel an Vitamin B_3 führen. Enthalten ist das Vitamin vor allem in tierischen Produkten.

Meine Empfehlung liegt bei 50 bis 200 Milligramm. Wichtig ist die Einnahme von Niacinamiden statt Nicotinsäure, so kommt es nicht zu unerwünschten Nebenwirkungen.

Vitamin B_5 (Pantothensäure)

Molekül: Pantothensäure ist ein recht instabiles Molekül und geht schnell Verbindungen mit Salzen ein. Unser Körper kann das Molekül Dexpanthenol in Pantothensäure umwandeln.
Molekularmedizinische Bedeutung: Vitamin B_5 ist im Körper an fast allen Stoffwechselaktivitäten beteiligt. Darunter zum Beispiel an der Bildung der Geschlechtshormone, an der körpereigenen Bildung von Vitamin D und an der Synthese von Aminosäuren und Proteinen, inklusive Hämoglobin. Das Vitamin trägt zur Einbindung der Fettsäuren in die Zellmembranen bei und ist außerdem wichtig für die Synthese des Neurotransmitters Acetylcholin. Ganz wichtig: Vitamin B_5 ist ganz zentral verantwortlich für gesunde Haut und gesunde Haare! Deshalb ist die Vorstufe dieses Vitamins, Dexpanthenol, in vielen Wundheilungssalben enthalten.

Meine Empfehlung liegt bei 50 bis 150 Milligramm pro Tag. Nebenwirkungen sind bei Vitamin B_5 nicht bekannt.

Vitamin B_6 (Pyridoxin)

Molekül: Pyridoxin ist so aufgebaut, dass es als Coenzym zum Einsatz kommen kann und eine wichtige Rolle im Aminosäurestoffwechsel spielen kann – allerdings nur, wenn gleichzeitig genügend Zink und Vitamin B_2 vorhanden sind.
Molekularmedizinische Bedeutung: Vitamin B_6 ist an der Erzeugung der Neurotransmitter Serotonin, Dopamin und Noradrenalin beteiligt. Bei Mangel kommt es deshalb zu Schlafstörungen, Nervosität und zu mieser Laune. B_6 hilft auch bei der Regulierung des Blutzuckerspiegels, es ist aktiv bei der Synthese der Fettsäuren für den Schutz der Nervenzellen (Myelinscheide), bei der Proteinsynthese (unter anderem Kollagen), bei der Bildung von Hämoglobin zum Sauerstofftransport in roten Blutkörperchen. Es dirigiert außerdem einzelne Aminosäuren zu ihrem Bestimmungsort: Muskeln, Nerven, Immunsystem. Ich empfehle 10 bis 40 Milligramm pro Tag.

Vitamin B_7 (Biotin)

Molekül: Biotin ist ein wasserlösliches Vitamin, das größtenteils über die Nahrung aufgenommen wird. Kleinere Mengen stellen die Darmbakterien her, die dann ebenfalls im menschlichen Stoffwechsel genutzt werden können.
Molekularmedizinische Bedeutung: Biotin ist im Eiweiß-, Fett- und Kohlenhydratstoffwechsel essenziell. Gemeinsam mit einem Enzym kann Biotin ein Kohlendioxidmolekül an den Energieträger Pyruvat anhängen. Dadurch wird Pyruvat aktiviert und kann im Energiestoffwechsel verwendet werden. Bei Sportlern führt ein B_7-Mangel zu einem Mehr an Pyruvat und Laktat im Gewebe, und das heißt: zu wenig Energie!

In einer anderen Reaktion übernimmt eine Verbindung aus Biotin und einem Protein ein Kohlendioxidmolekül von einem Energiespeichermolekül und macht so den Weg frei für die Energiegewinnung aus Fettsäuren. Es hilft aber auch beim Zerlegen von Aminosäuren und verzweigten Fettsäuren.

Biotin ist zudem ein Genschalter! Im Zellkern reagiert es mit den Histonen, den »Garnröllchen«, auf die die DNA aufgewickelt ist. Es verändert die Struktur der Histone und damit die Ablesehäufigkeit eines Genabschnittes. Wahrscheinlich ist Biotin an der Regulation von 2000 Genen beteiligt. Ich empfehle 50 bis 150 Mikrogramm pro Tag.

Vitamin B_9 (Folsäure)

Molekül: Im Vergleich zu den anderen Vitaminen ist Folsäure ein relativ großes und reaktionsfreudiges Gebilde mit vielen Stickstoffatomen. Nur B_{12} ist noch größer. In unserem Körper braucht es Vitamin C und Vitamin B_{12}, um daraus Tetrahydrofolsäure zu bilden. Dieser Stoff transportiert Verbindungen aus Kohlenstoff und Wasserstoff und ist deshalb so wichtig für Wachstumsprozesse.
Molekularmedizinische Bedeutung: Wichtiger Leistungsparameter, weil Folsäure überall da beteiligt ist, wo viel Wachstum stattfindet: vor allem in der Lunge, bei der Bildung neuer Blutkörperchen, im

Darm – aber auch sonst überall, wo der Körper aktiv das tut, wofür er gebaut ist: Leben! Aus diesem Grund ist Folsäure auch essenziell für Schwangere: Fehlt das Vitamin, kann es zu gravierenden Fehlbildungen kommen.

Folsäure ist zudem wichtig, um Homocystein in Methionin zurückzuverwandeln, und hat somit eine positive Wirkung auf die Gesundheit des Herz-Kreislauf-Systems, das Risiko einer Arteriosklerose verringert sich. Selbst Gicht geht mit Folsäure in die Knie, sie verringert die Harnsäurebildung. Folsäure arbeitet eng mit dem Vitamin B_{12} zusammen, ein Mangel an diesem Fleischvitamin stört den Folsäurehaushalt.

Folsäure zerfällt im Licht und bei Hitze, daher ist die Aufnahme aus unseren durchaus folsäurereichen Lebensmitteln schwierig. Aus Tabletten wird Folsäure zu 95 Prozent aufgenommen. Meine Empfehlung liegt bei 0,4 bis 0,8 Milligramm pro Tag.

Vitamin B_{12} (Cobalamin)

Molekül: Es gibt 50 verschiedene Cobalamine, aber nur sechs davon sind für unseren Körper relevant. Und diese sechs heißen Vitamin B_{12}. Anders als alle anderen Vitamine ist B_{12} ein geradezu riesiges Molekül: Es besteht aus mehreren Ringen, vielen Stickstoffbindungen, und in seiner Mitte enthält es – als einziges unter den Vitaminen – ein Kobaltatom. Cobalamin ist derartig komplex aufgebaut, dass weder Pflanzen noch Tiere noch Menschen es aufbauen können. Das können nur Bakterien!

Molekularmedizinische Bedeutung: Vitamin B_{12} ist an der Bildung der roten Blutkörperchen im Knochenmark beteiligt. Es wandelt Folsäure in seine aktive Form um und hilft bei der Montage der Methylgruppen an den richtigen Stellen an der DNA. Unsere Genschalter! Sogar vererbte defekte Gene können mit Hilfe von B_{12} abgeschaltet werden. Weil B_{12} wichtig ist für den Energiestoffwechsel, für die Synthese der Fettsäuren zum Schutz der Nervenzellen (Myelinscheide) und für die Synthese von DNA zur Zellerneuerung, macht ein Mangel an B_{12} alt und vergesslich, müde und dick. Da B_{12} fast nur in tierischen Lebensmitteln vorhanden ist und mit zunehmendem Alter immer schlechter vom Verdauungssystem verarbeitet wird, leidet ein großer Teil der Veganer und Vegetarier an B_{12}-Mangel – häufig auch dann, wenn schon B-Komplex als Ergänzung eingenommen wird. Das kann zu Herzproblemen führen (weil der Herzschädiger Homocystein nur mit B_{12} abgebaut werden kann) und zu Depressionen. Meiner Erfahrung nach sind 5 bis 15 Mikrogramm pro Tag ein guter Anfang. Schädliche Nebenwirkungen bei hoher Dosierung sind nicht bekannt.

Vitamin C (Ascorbinsäure)

Molekül: Ascorbinsäure ist ein wasserlösliches Vitamin. Die chemische Bezeichnung lautet L-Threo-3-oxohexonsäure-enol-lacton. Mensch, Menschenaffen und Meerschweinchen können keine Ascorbinsäure synthetisieren. Andere Tiere können das, und zwar mit Hilfe des Enzyms L-Gulonolactonoxidase. Tiere stellen Vitamin C also aus Glukose her!
Molekularmedizinische Bedeutung: Wegen der starken antioxidativen Wirkung sehr wichtig für das Immunsystem! Messbar senkt Vitamin C den Entzündungsmarker C-reaktives Protein. Es hilft der Leber bei der Entgiftung unseres Körpers durch Stimulation der in der Leber tätigen Enzyme. Für übergewichtige Menschen ist Vitamin C besonders wichtig, weil es bei der Produktion der Schilddrüsenhormone aktiv ist – und die Schilddrüse reguliert unser Energielevel entscheidend mit. Da Vitamin C auch an der Synthese von Neurotransmittern wie Adrenalin, Noradrenalin und Serotonin beteiligt ist, schenkt es uns gute Laune!

Vitamin C unterstützt den Abbau von Cholesterin und ist an der Produktion von Kollagen beteiligt. Wichtig ist das Alleskönner-Vitamin auch für die Carnitinsynthese! Fehlt Vitamin C, außerdem (häufig durch fleischlose Kost) B_3, B_6, Lysin, Methionin und Eisen, kommt es molekularmedizinisch messbar zu einer Carnitinverarmung der Muskulatur und in Folge zu Müdigkeit und Schwäche.

Für Sportler ist Vitamin C wichtig, weil es die Aufnahme von Eisen aus der Nahrung begünstigt. Für Allergiker ist es relevant, weil es den

Histaminspiegel nach unten führt, und der steht in direktem Zusammenhang mit allergischen Reaktionen.

Anders als viele staatliche Ernährungsorganisationen empfehle ich Vitamin C hoch dosiert: 1000 bis 2000 Milligramm pro Tag. Bei akuten Infekten noch mehr – ausprobieren! Bei Krebserkrankungen können noch höhere Dosierungen sinnvoll sein – dann aber als Infusion.

Vitamin D_3 (Cholecalciferol)

Molekül: Unser Körper ist in der Lage, Vitamin D selbst herzustellen, sobald wir unserer Haut Sonne gönnen.
Molekularmedizinische Bedeutung: Vitamin D erhöht die Speicherkapazität von Kalzium im Knochen, das ist besonders wichtig in der Wachstumsphase, nach Knochenbrüchen und als Osteoporoseprävention. Es stimuliert Muskelwachstum und ist wichtig für gesundes Zellwachstum. Außerdem reguliert Vitamin D die Einlagerung anderer Mineralien in Knochen und Zähnen und unterstützt die Aktivierung der weißen Blutkörperchen bei Infektionen. Eine positive Wirkung ist auch bei Autoimmunerkrankungen nachgewiesen. Vitamin D verhindert überdies unkontrolliertes Wachstum abnormaler und schlecht entwickelter Zellen.

Die Dosierung von Vitamin D ist stark vom Einzelfall abhängig. In manchen Fällen empfiehlt sich eine Dosierung von weit über 2000 bis 4000 IE pro Tag – das muss sorgfältig abgewogen werden. Ein Sonnenbad, zehn Minuten lang, erzeugt übrigens 10 000 IE.

Vitamin E (z. B. α-Tocopherol)

Molekül: Tocopherol ist ein fettlösliches Vitamin. Es besteht aus einem Chromanring und einer Isoprenoid-Seitenkette. Insgesamt gibt es in der Natur acht verschiedene Tocopherole (daher der Namenszusatz alpha, beta, gamma, delta usw.) α-Tocopherol ist die biologisch aktivste Form.
Molekularmedizinische Bedeutung: Vitamin E wirkt im Körper antioxidativ und ist eines der wichtigsten fettlöslichen Antioxidantien. Es schützt vor allem die mehrfach ungesättigten Fettsäuren in den Zell-

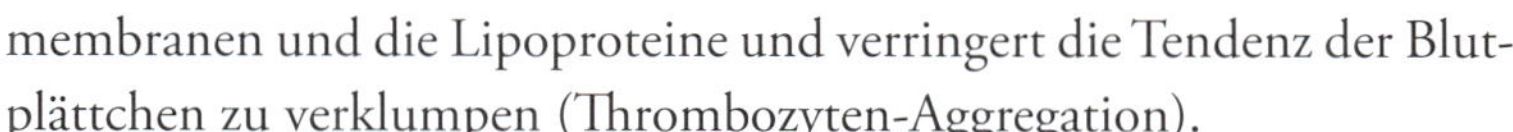

membranen und die Lipoproteine und verringert die Tendenz der Blutplättchen zu verklumpen (Thrombozyten-Aggregation).

Eine normale Ernährung sollte 100 bis 400 mg Vitamin E enthalten. Die ernährungsmedizinischen Empfehlungen liegen etwa doppelt so hoch. Welche Dosis bei der Heilung hilft, muss im Einzelfall entschieden werden.

Vitamin K

Molekül: Eine nicht so ganz geläufige Gruppe von Vitaminen. Sie umfasst Vitamin K_1 (Phyllochinon), Vitamin K_2 (Menachinon) und Vitamin K_3 (Menadion). Die K-Vitamine sind fettlöslich, genau wie die Vitamine A, D und E.

Molekularmedizinische Bedeutung: Vitamine der Gruppe K spielen eine zentrale Rolle im komplexen System der Blutgerinnung. Sie sind an der Produktion mehrerer Proteine beteiligt, aktivieren die Gerinnungsfaktoren II, VII, IX und X. Sie wirken ebenfalls auf die Gegenspieler, auf einige gerinnungshemmende Proteine. Dadurch halten sie die Blutgerinnung und -fluidität im Gleichgewicht. Vitamin-K-Präparate sollten deshalb nicht mit gerinnungshemmenden Medikamenten eingenommen werden, denn sie beeinflussen deren Wirkung.

Die Vitamine K_1 und K_2 spielen eine wichtige Rolle bei der Aktivierung eines Proteins, das für die Mineralisierung des Knochens mit Kalzium zuständig ist. Bislang hat sich die Forschung größtenteils auf K_2 konzentriert, K_1 zeigt jedoch ähnliche, wenn auch weniger intensive Effekte. K-Vitamine sind deshalb wirksame Mittel gegen Osteoporose.

Bei einem Mangel an K-Vitaminen wird Kalzium nicht an den Knochen abgelagert, wo es die Knochenzellen stabil und fest macht, sondern es wird in den Arterien liegen gelassen. Es kommt zu Arterienverkalkung. Vitamin K_2 kann dazu beitragen, eine bereits eingetretene Arterienverkalkung wieder abzubauen.

Zusätzlich sind die K-Vitamine starke fettlösliche Antioxidantien, die unter anderem das ebenfalls freie Radikale fangende Vitamin E recyceln können.

Zeaxanthin

Molekül: Zeaxanthin ist ein orangegelber Farbstoff, ein Carotinoid. Nur Pflanzen sind in der Lage, es zu synthetisieren, sie brauchen es für die Photosynthese.

Molekularmedizinische Bedeutung: Für den Menschen ist Zeaxanthin ein wichtiges Pigment in der Retina, es zählt zu den essenziellen Mikronährstoffen. Es wird meistens im gleichen Atemzug mit Lutein genannt, einem weiteren Carotinoid, ebenfalls wichtig für ein gut funktionierendes Auge. Besonders reich an Zeaxanthin ist der Bereich des Auges, der die höchste Dichte von farbempfindlichen Nervenzellen aufweist (Gelber Fleck oder Macula lutea). Zeaxanthin wirkt hier als Lichtfilter. Es kann das besonders zellschädigende blaue Licht absorbieren, es unschädlich machen. Zusätzlich wirkt das Molekül als Antioxidans, es kann durch den Lichteinfall entstandene freie Radikale entschärfen.

Zeaxanthin, gemeinsam mit Lutein, schützt vor einer altersbedingten Makuladegeneration. Typisch für diese Erkrankung ist der allmähliche Funktionsverlust der Nervenzellen, besonders in der Macula lutea. Es kann zu Sehbehinderung und Blindheit führen. Zeaxanthin schützt auch vor einem Katarakt, einem grauen Star, der Trübung der Augenlinse.

Die beiden Stoffe können eine bereits bestehende Makuladegeneration oder einen Katarakt nicht heilen, lediglich den Zustand stabilisieren. Zur Prävention sind sie allerdings außerordentlich nützlich. Zeaxanthin und Lutein werden vorwiegend im Auge gebraucht, daher sind die Moleküle auch fast nur hier anzutreffen und in wesentlich höheren Konzentrationen als im Blutserum zu finden.

In einer Studie in den USA an älteren Menschen konnte die effektive Erhöhung der Zeaxanthin- und Luteinkonzentration nach dem Verzehr eines Hühnereis pro Tag für eine Dauer von fünf Wochen nachgewiesen werden. Die hilfreichen Moleküle kommen im Eigelb vor, in einer für den Körper nützlichen Kombination gemeinsam mit Vitamin A, Vitamin D und E sowie verschiedenen Fettsäuren, die die Aufnahme erleichtern.

Zink

Atom: Zn
Molekularmedizinische Bedeutung: Zink ist beteiligt an über 200 Enzymreaktionen, es bestimmt die Freisetzung von Neurotransmittern mit und ist wichtig für die Zellteilung, weil der Auf- und Abbau der DNA von Zink abhängig ist. An der Regulation des Hormonhaushalts (Geschlechtshormone, Schilddrüsenhormone, Wachstumshormone und Insulin) ist Zink ebenfalls beteiligt. Ganz wesentlich für unsere Gesundheit ist die Rolle von Zink bei der Regulation der Immunantwort. Nicht zuletzt schützt Zink vor Schwermetallvergiftungen.

Bei dieser Liste handelt es sich um eine Auswahl. Es gibt viele weitere wichtige Atome und Moleküle oder auch Bakterien in Darm und auf der Haut, die für unsere Gesundheit essenziell sind. Zu den genannten Stoffen wurden an dieser Stelle nur die wichtigsten Funktionsweisen beschrieben, weitere lassen sich an anderer Stelle recherchieren und würden den Rahmen dieses Buches sprengen.

Tatsächlich findet die Forschung von Jahr zu Jahr mehr Funktionen, mehr Prozesse im menschlichen Körper. Wer sich intensiv mit dem Stand der Forschung befasst, der muss recht schnell erkennen: Wir wissen schon recht viel über Molekularmedizin, über Epigenetik. Überdies hat jeder von uns einen wunderbaren Körper, steht mit ihm morgens auf, geht mit ihm laufen, meditiert, gönnt ihm die besten Nährstoffe. Aber wie unser Körper bis ins kleinste Detail hinein funktioniert, das weiß bis heute niemand – und vielleicht ist es auch gut, dass wir noch nicht jedes Wunder erklären können.

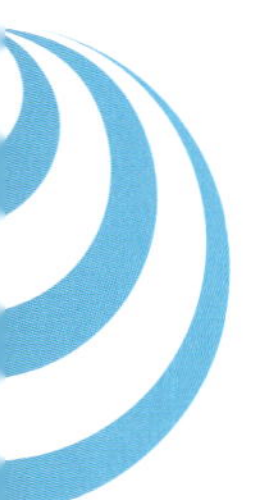

Das logische Heilungsprinzip – ein Nachwort

Mein Sohn litt extrem an seiner Neurodermitis. Noch heute bekomme ich Albträume, wenn ich versuche, mich in seine Seele hineinzuversetzen damals, als er mit ein, zwei, drei Jahren Juckreiz, Schmerzen, offene Hände als »selbstverständlich« akzeptieren musste. Weil die Medizin, weil der Vater keinen Weg zur Heilung fand.

Die Medizin versagt heute noch. Der Vater hat gelernt. Wie dramatisch dieser Lernprozess sich auswirken kann, hatte ich Ihnen einmal 2008 mitgeteilt. Weil mir heute so ein armer Wurm mit Neurodermitis gegenübersaß, darf ich den Artikel ausdrücklich noch einmal zitieren:

»Sitzt mir gegenüber soeben ein junger Mann. Nach jahrelangem Leidensweg jetzt in 4 Wochen geheilt. Ist hier allerdings nicht das Thema. Der junge Mann hat einen Sohn. Vier Jahre alt. Neurodermitis. Endogenes Ekzem. Die Haut ist offen und blutet im Gesicht und an den Handgelenken. Der junge Mann war bei 40 Ärzten. Umsonst. Neurodermitis ist nicht heilbar, heißt es. Jetzt hat er mir zugehört. Und hat dem kleinen blutenden Wurm ein bisschen Eiweißpulver in den Saft gegeben, ein Multivitaminpräparat und ein bisschen Zink von seinem eigenen Rezept. Der Bub war geheilt in 2 Tagen. Natürlich habe ich sofort nachgefragt: »Es wurde besser … oder wie?« Der Vater energisch und laut: »Geheilt! Die Haut war seit 4 Jahren erstmals nicht mehr blutig, sondern geschlossen, glatt, verheilt.«

In zwei Tagen … Das bestätigt die simple Wahrheit: Jede Heilung ist Selbstheilung. Eiweiß und Vitamine helfen. Weil der Körper mit Hilfe von molekularer Medizin seinen eigenen Weg findet. Nicht jedes Kind mit schwerster Neurodermitis wird danach aussehen wie Barbie oder Kent. Doch Fakt ist: Die Kleinen leiden weniger. Massiv. Es fällt eine Last ab.

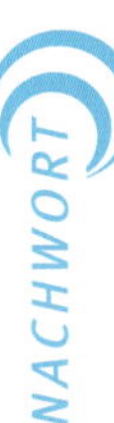

Molekulare Medizin, wie ich sie verstehe, wie ich sie täglich anwende, ist nichts weiter als angewandte Naturwissenschaft, beruhend auf einer Grundidee der alten Griechen:

Die Welt ist aus Teilchen zusammengesetzt.

Das ist, wohlverstanden, keine objektive Tatsache. Das ist eine Annahme, eine Grundidee, die man durch geeignete Experimente beweist. Jeder informierte Mensch lächelt bei dem Wort »geeignet«. Mit anderen Experimenten kann man natürlich anderes beweisen. Heißt: Die Art der Antwort wird durch die Art der Frage vorherbestimmt. Aber das ist wieder ein anderes Thema – die Welt der Quanten und der »spukhaften Fernwirkung« (Einstein). Mehr dazu in *»Der Schlüssel zur Gesundheit«* (Heyne, 2016).

Weil ich nun mal so geschult worden bin, sehe ich den Menschen nicht nur, aber doch auch als faszinierende Anhäufung von Atomen. Von Molekülen. Zwischen denen Energie, zwischen denen Information hin und her flitzt. Und Gesundheit ist nichts weiter als: Alle notwendigen Atome sind da, wo sie sein sollen. Und jeder Informationsfluss verläuft normal und ungestört. Fragt sich nur: Was ist normal? Was ist ungestört? Wichtige Idee! Wir wissen tatsächlich, was das heißt. Und zwar aus dem Vergleich. Nehmen wir einen 20-jährigen strahlenden, fröhlichen, durchtrainierten Fünfkämpfer. Oder Schwimmer. Oder eine Tänzerin mit zehn Trainingseinheiten pro Woche. Oder eine erfolgreiche Fußballerin. Supersportler! Dann wissen wir, was normal ist. Woran man sich orientieren kann.

Ich habe gesunde Hochleistungssportler studiert und weiß, wie der Mensch aussehen … könnte. Daraus resultiert molekulare Medizin. Kümmere dich um die essenziellen Moleküle deines Körpers, bringe sie in Ordnung und … du wirst gesund.

Gesundheit ist etwas ganz Einfaches: richtige Bauteile plus richtige Auswahl der Baupläne. Heißt: 47 essenziellen Nährstoffe, regelmäßig laufen und klar denken. Heißt, wenn das System aus dem Gleichgewicht gerät, wenn wir Bronchitis haben, wenn die Knie schmerzen und das

Herz stolpert – dann müssen wir uns kümmern! Um die drei Wegweiser Richtung Heilung: Ernährung, Bewegung, Denken. In vielen Fällen findet der Organismus dann von ganz allein zurück zum Gleichgewicht, zu Gesundheit. Manchmal auch nicht: Bei Lungenentzündung, bei Knochenbruch, bei Herzinfarkt ist die Schulmedizin gefragt! Ganz klassisch! In der Akutmedizin leistet sie Großes.

Das Prinzip der Heilung von innen ist so einfach und so logisch, dass es nicht in unsere komplizierte Welt passt. Lieber sucht man nach neuen Medikamenten, die man zum Beispiel zweckentfremdet zum Abspecken missbrauchen kann. Gerade erst hat man entdeckt, dass ein Malariamittel vielleicht gegen Diabetes Typ 1 helfen könnte! Klingt natürlich viel interessanter als »Kohlenhydrate weglassen«.

Oder: Wer will schon etwas über Hühnersuppe gegen Grippe lesen? Oder vom Arzt wieder nach Hause geschickt werden mit der Aufgabe, für die nächsten vier Wochen täglich Leber zu braten. Leber!? So etwas stammt aus den Zeiten von Oma. Heute kann die Medizin mehr. Aber die Oma lag richtig.

Heute lässt sich am Blutbild ablesen, dass sie recht hatte. »Warum ist das Blutbild so wichtig?«, diese Frage höre ich immer wieder. »Geht es nicht auch ohne?« Natürlich geht es auch ohne. Man kann auch im Trüben fischen, wenn man die Zeit hat.

Die Blutwerte sind die Basis für die Diagnose. Der erste Schritt. Es geht aber um viel mehr. Würde ich nur die Blutwerte betrachten, dann käme ich zu einer völlig falschen Einschätzung. Ich könnte zwar eine Interpretation ableiten, die aber hätte nicht viel mit dem einzigartigen Patienten zu tun, der da vor mir sitzt. Mit Ihnen. Auf Zahlen reduzierte Interpretationen sind intellektuell, sind blutleer, sind ein reines Konstrukt. Das hilft Ihnen nicht weiter.

Was wir brauchen, ist der Dialog. Denn wer kennt sich am besten mit seiner Krankheit aus? Nicht das Ärzteblatt, nicht die Pharmaindustrie, nicht die Statistik, sondern … der Patient. Sie. Wer verspürt Besserungen auf dem Weg der Heilung? Sie. Und zwar unabhängig von den Werten auf Ihrer Liste.

Jeder hat irgendeine Besonderheit: Der eine hat hohe Cholesterinwer-

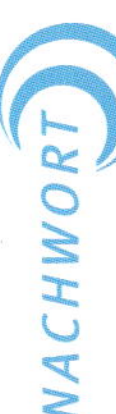

te, was aber nichts ausmacht, weil die in seinem System logisch und elegant abgepuffert werden. Ein anderer neigt zur Allergie, wieder ein anderer zu schmerzenden Gelenken. Die Kunst besteht darin, nicht gegen diese Besonderheiten zu leben. Nicht trotzdem. Sondern diese Besonderheiten anzunehmen. Und, so schwer das auch im Einzelfall sein mag, das Beste daraus zu machen. Glücklich zu leben mit den eigenen Besonderheiten. Mit! Beharrlich nach dem Weg der Heilung zu suchen ... und hoffentlich schließlich heil zu werden, von innen. Fragen Sie mal jemanden, der eine schlimme Sache überstanden hat. Sie werden oft hören:

»Auf dem Weg der Heilung habe ich neue Welten für mich gefunden. Welten, von denen ich nicht wusste, dass es sie gibt. Dafür bin ich dankbar.«

Der Patient ist frei. Seine Heilung ist seine Sache, ist die Sache seines klugen Körpers. Der Arzt kann mit ihm zusammen den Weg der Heilung finden, er kann begleiten, ermutigen – gehen darf jeder diesen Weg selbst. So wie auch jeder das Glück seiner Heilung selbst erleben darf.

Und dann? Wenn der Patient am Ziel seines Weges angekommen ist, freut sich der Arzt, ich, über Post! Briefe, über die ich nachdenken kann, die ich analysieren kann, die mir wirklich tiefe Freude bereiten. Und die im nächsten Schritt Ermutigung werden für alle anderen auf dem Weg zur Heilung.

Ich danke von Herzen für Ihre Briefe. Ich habe höchsten Respekt vor Ihrer Entschlossenheit, vor Ihrer Konsequenz und vor der inneren Freiheit, mit der Sie Ihre Wege gehen. Es ist klar: Nur mit Ihren authentischen Geschichten der Heilung sind Bücher wie dieses möglich. Ich danke dafür, und ich wünsche Ihnen alles erdenklich Gute für Ihre Wege der Heilung, so ungewöhnlich sie auch sein mögen.

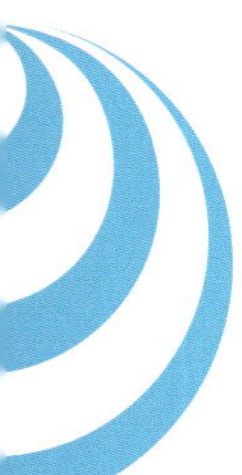

Literatur

Adler, Paul N.; Nathans, Jeremy: Zur richtigen Zeit am richtigen Ort. In: Spektrum der Wissenschaft 6/2016, Seiten 26 bis 31

Blech, Jörg: Gene sind kein Schicksal. Wie wir unsere Erbanlagen und unser Leben steuern können. Frankfurt am Main: Fischer, 2010

Boethius: Trost der Philosophie. Übersetzt und herausgegeben von Karl Büchner; mit einer Einführung von Friedrich Klingner. Stuttgart: Reclam, 2016

Botton, Alain de: Trost der Philosophie. Frankfurt am Main: Fischer Taschenbuch, 2002

Gießelmann, Kathrin: Die ersten 1000 Tage entscheiden. In: Deutsches Ärzteblatt, Jg. 113, Heft 43, 28. Oktober 2016, Seiten 1920 bis 1921

Hirschhausen, Eckart von: Wunder wirken Wunder. Wie Medizin und Magie uns heilen. Reinbek: Rowohlt, 2016

Johnson, Richard J.; Andrews, Peter: In den Fängen des Fettgens. In: Spektrum der Wissenschaft 1/2016, Seiten 31 bis 36

Kegel, Bernhard: Epigenetik. Wie unsere Erfahrungen vererbt werden. Köln: DuMont 2015

Klette, Kathrin: Hoffen. Eine Anleitung zur Zuversicht. Berlin: Ch. Links Verlag, 2016

Pflüger, Gudrun: Wolfspirit – Meine Geschichte von Wölfen und Wundern. München: Natinal Geographic Taschenbuch 2014

Strunz, Ulrich: Blut. Die Geheimnisse unseres »flüssigen Organs«. München: Heyne, 2016

Strunz, Ulrich: Der Schlüssel zur Gesundheit. München: Heyne, 2016

Strunz, Ulrich: Geheimnis Eiweiß. München: Heyne, 2016

Strunz, Ulrich: Strategien der Selbstheilung. München: Heyne, 2016

Strunz, Ulrich: Warum macht die Nudel dumm? München: Heyne, 2015

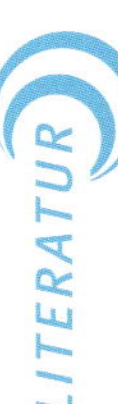

Strunz, Ulrich: Warum macht die Tomate dick? München: Heyne, 2015

Strunz, Ulrich: Das neue forever-young. München: Heyne, 2014

Strunz, Ulrich: Wunder der Heilung. Neue Wege zur Gesundheit – Erkenntnisse und Erfahrungen. München: Heyne, 2014

Strunz, Ulrich: Vitamine. Aus der Natur oder als Nahrungsergänzung – wie sie wirken, warum sie helfen. Extra: Die fatalen Denkfehler der Vitamin-Gegner. München: Heyne, 2013

Strunz, Ulrich: Das neue Anti-Krebs-Programm: dem Krebs keine Chance geben: so schalten Sie die Tumorgene ab. München: Heyne, 2013

Zeitschriften und Links

Adeli K, Taghibiglou C, Van Iderstine SC, Lewis GF. Mechanisms of Hepatic Very Low-Density Lipoprotein Overproduction in Insulin Resistance. *Trends in Cardiovascular Medicine.* 2001, 11(5): 170–176. doi: http://dx.doi.org/10.1016/S1050-1738(01)00084-6

Alda M, Puebla-Guedea M, Rodero B, Demarzo M, Montero-Marin J, Roca M, Garcia-Campayo J. Zen meditation, Length of Telomeres, and the Role of Experiential Avoidance and Compassion. *Mindfulness.* 2016;7:651-659.
doi: 10.1007/s12671-016-0500-5

Bazzano LA, Hu T, Reynolds K, Yao L, Bunol C, Liu Y, Chen CS, Klag MJ, Whelton PK, He J. Effects of low-carbohydrate and low-fat diets: a randomized trial. *Annals of Internal Medicine.* 2014;161(5):309-18.
doi: 10.7326/M14-0180.

Beltz BS, Tlusty MF, Benton JL, Sandeman DC. Omega-3 fatty acids upregulate adult neurogenesis. *Neuroscience Letters.* 2007;415(2):154-158.
doi: 10.1016/j.neulet.2007.01.010

Carlson LE, Beattie TL, Giese-Davis J, Faris P, Tamagawa R, Fick LJ, Degelman ES, Speca M. Mindfulness-based cancer recovery and supportive-expressive therapy maintain telomere length rela-

tive to controls in distressed breast cancer survivors. *Cancer*. 2015; 121(3):476-484.
doi: 10.1002/cncr.29063.

Chen S, Kim W, Henning SM, Carpenter CL, Li Z. Arginine and antioxidant supplement on performance in elderly male cyclists: a randomized controlled trial. *Journal of the International Society of Sports Nutrition*. 2010;7:13.
doi: 10.1186/1550-2783-7-13

Dimitriadis G, Mitrou P, Lambadiari V, Maratou E, Raptis SA. Insulin effects in muscle and adipose tissue. *Diabetes Research and Clinical Practice*. 2011; 93(1):52-59.
doi: 10.1016/S0168-8227(11)70014-6.

Gastpar M, Singer A, Zeller K. Comparative efficacy and safety of a once-daily dosage of hypericum extract STW3-VI and citalopram in patients with moderate depression: a double-blind, randomised, multicentre, placebo-controlled study. *Pharmacopsychiatry*. 2006;39(2):66-75.

Gibala M. Molecular responses to high-intensity interval exercise. *Applield Physiology, Nutrition and Metabolism*. 2009;34(3):428-32.
doi: 10.1139/H09-046.

Harris WS, Von Schacky C. The Omega-3 Index: a new risk factor for death from coronary heart disease? *Preventive Medicine*. 2004;39(1):212-220.
doi:10.1016/j.ypmed.2004.02.030

Ko SY, Ko HA, Chu KH, Shieh TM, Chi TC, Chen HI, Chang WC, Chang SS. The Possible Mechanism of Advanced Glycation End Products (AGEs) for Alzheimer's Disease. *PLoS One*. 2015; 10(11): e0143345.
doi: 10.1371/journal.pone.0143345

Kovacheva VP, Davison JM, Mellott TJ, Rogers AE, Yang S, O'Brien MJ, Blusztajn JK. Raising gestational choline intake alters gene expression in DMBA-evoked mammary tumors and prolongs survival. *The FASEB Journal*. 2009;23(4):1054-1063.
doi: 10.1096/fj.08-122168

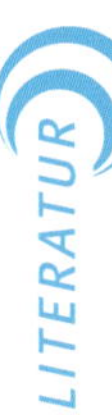

McCullough LE, Miller EE, Mendez MA, Murtha AP, Murphy SK, Hoyo C. Maternal B vitamins: effects on offspring weight and DNA methylation at genomically imprinted domains. *Clinical Epigenetics.* 2016; 8:8.
doi: 10.1186/s13148-016-0174-9

Melas PA, Rogdaki M, Lennartsson A, Björk K, Qi H, Witasp A, Werme M, Wegener G, Mathé AA, Svenningsson P, Lavebratt C. Antidepressant treatment is associated with epigenetic alterations in the promoter of P11 in a genetic model of depression. *The International Journal of Neuropsychopharmacol.* 2012;15(5):669-679.
doi: 10.1017/S1461145711000940

Mojtahedi MC, Thorpe MP, Karampinos DC, Johnson CL, Layman DK, Georgiadis JG, Evans EM.The Effects of a Higher Protein Intake During Energy Restriction on Changes in Body Composition and Physical Function in Older Women. *The Journal of Gerontology A Biol Sci Med Sci* (2011) 66A (11): 1218-1225.
doi: https://doi.org/10.1093/gerona/glr120

Pisarsky L, Bill R, Fagiani E, Dimeloe S, Goosen RW, Hagmann J, Hess C, Christofori G. Targeting Metabolic Symbiosis to Overcome Resistance to Anti-angiogenic Therapy. *Cell Reports.* 2016;15(6):1161-74.
doi: 10.1016/j.celrep.2016.04.028. Epub 2016 Apr 28.

Rehan V K, Liu J, Naeem E, Tian J, Sakurai R, Kwong K, Akbari O, Torday J S. Perinatal nicotine exposure induces asthma in second generation offspring. *BMC Medicine.* 2012;10:129.
doi: 10.1186/1741-7015-10-129

Roberts RO, Roberts LA, Geda YE, Cha RH, Pankratz VS, O'Connor HM, Knopman DS, Petersen RC. Relative Intake of Macronutrients Impacts Risk of Mild Cognitive Impairment or dementia. *Journal of Alzheimer's Disease.* 2012; 32(2): 329–339.
doi: 10.3233/JAD-2012-120862

Rudman D, Feller AG, Nagraj HS, Gergans GA, Lalitha PY, Goldberg AF, Schlenker RA, Cohn L, Rudman IW, Mattson DE. Effects of human growth hormone in men over 60 years old. *The New England Journal of Medicine*. 1990;323(1):1-6. doi: 10.1056/NEJM199007053230101

Schwenk RW, Graham P. Holloway GP, Joost J.F.P. Luiken JJFP, Arend Bonen A, Jan F.C. Glatz JFC. Fatty acid transport across the cell membrane: Regulation by fatty acid transporters. *Prostaglandins, Leukotrienes and Essential Fatty Acids (PLEFA)*. 2010; 82(4-6):149-154. doi: 10.1016/j.plefa.2010.02.029

Svenningsson P, Kim Y, Warner-Schmidt J, Oh YS, Greengard P. p11 and its role in depression and therapeutic responses to antidepressants. *Nature Reviews. Neuroscience*. 2013;14(10):673-680. doi:10.1038/nrn3564

van Vught AJ, Nieuwenhuizen AG, Veldhorst MA, Brummer RJ, Westerterp-Plantenga MS. The effects of dietary protein on the somatotropic axis: a comparison of soy, gelatin, alpha-lactalbumin and milk. *European Journal of Clinical Nutrition*. 2010;64(5):441-6. doi: 10.1038/ejcn.2010.21.

Yehuda R, Daskalakis NP, Bierer LM, Bader HN, Klengel T, Holsboer F, Binder EB. Holocaust Exposure Induced Intergenerational Effects on FKBP5 Methylation. *Biological Psychiatry*. 2016;80(5):372-80. doi: 10.1016/j.biopsych.2015.08.005.

Zajac A, Poprzecki S, Maszczyk A, Czuba M, Michalczyk M, Zydek G. The effects of a ketogenic diet on exercise metabolism and physical performance in off-road cyclists. *Nutrients*. 2014;6(7):2493-508. doi: 10.3390/nu6072493.

Ziegler C, Richter J, Mahr M, Gajewska A, Schiele MA, Gehrmann A, Schmidt B, Lesch KP, Lang T, Helbig-Lang S, Pauli P, Kircher T, Reif A, Rief W, Vossbeck-Elsebusch AN, Arolt V, Wittchen HU, Hamm AO, Deckert J, Domschke K. MAOA gene hypomethylation in panic disorder-reversibility of an epigenetic risk pattern by psychotherapy. *Translational Psychiatry*. 2016; 6(4): e773 doi: 10.1038/tp.2016.41

Sachregister

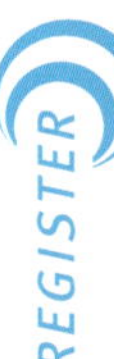

O/P

Q/R

S

T

U/V

W/Z

neue strategien
für gesundheit und wohlbefinden

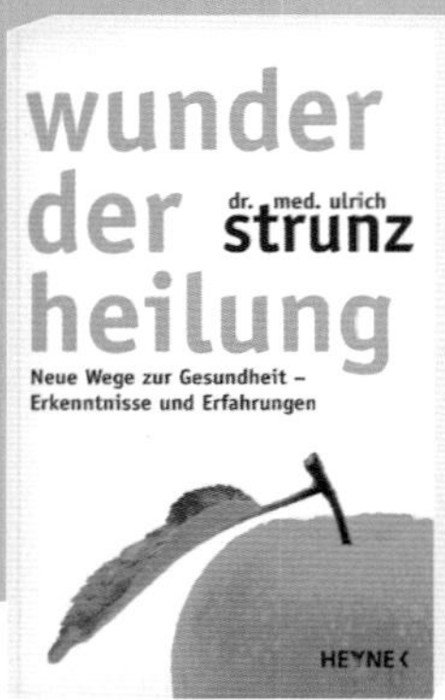

ISBN 978-3-453-20064-7

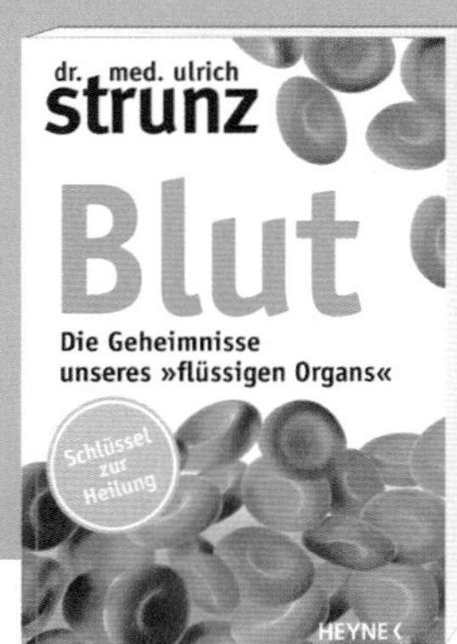

ISBN 978-3-453-20110-1

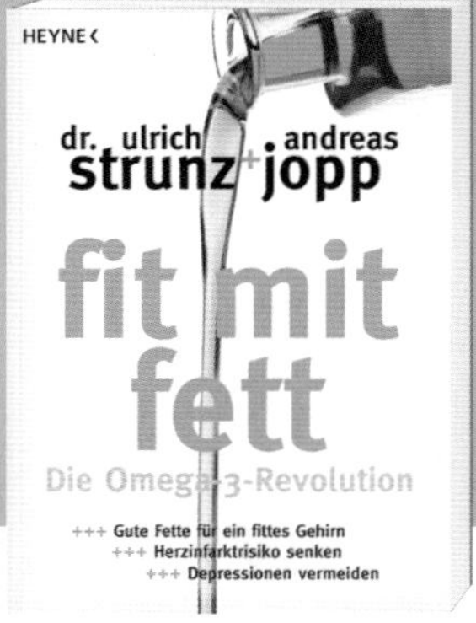

ISBN 978-3-453-60347-9

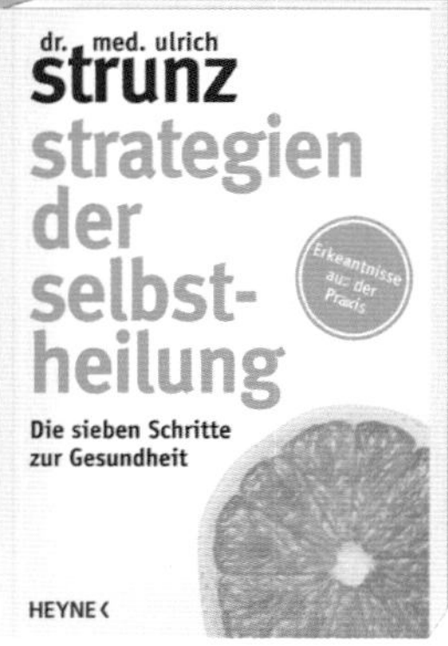

ISBN 978-3-453-20094-4

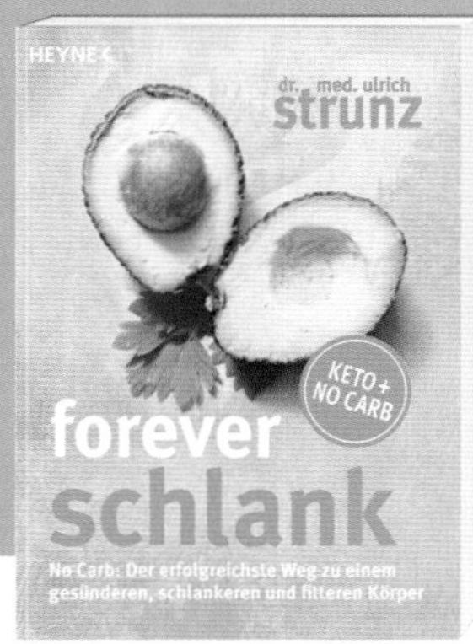

ISBN 978-3-453-60385-1

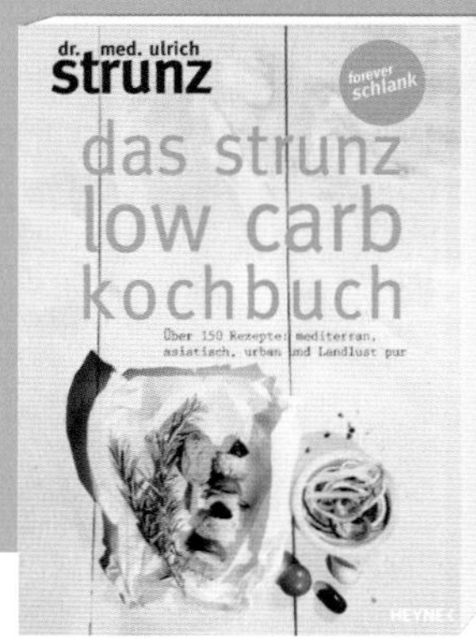

ISBN 978-3-453-20144-6